中国营养学会编著

营养科普系列丛书

总 主 编 **葛可佑**
副总主编 **苏宜香 杨月欣**

我的平衡膳食

			翟凤英	主编
于冬梅	李 园	张继国	杜文雯	编者
樊朝阳	郭海军	翟凤英		

北京大学医学出版社

中国营养学会
营养科普系列丛书编委会

总　主　编　葛可佑

副总主编　苏宜香　杨月欣

编委会委员　马冠生　华金中　李淑媛　苏宜香　杨月欣　易国勤　徐　超　贾健斌
　　　　　　　常翠青　韩　萍　翟凤英　何　梅

分册主编和编者

□《食物的营养秘密》
主编　杨月欣
编者　何梅、周瑞华、徐爱萍、付婷、付佳、杨月欣

□《营养素的故事》
主编　杨月欣
编者　刘静、徐祺寿、肖荣、黄国伟、李勇、杨月欣

□《厨房营养直通车》
主编　易国勤
编者　朱建如、宋毅、龚晨睿、易国勤

■《我的平衡膳食》
主编　翟凤英
编者　于冬梅、李园、张继国、杜文雯、樊朝阳、郭海军、翟凤英

□《宝贝营养》
主编　苏宜香
编者　陈超刚、叶艳彬、钱兴国、苏宜香

□《成长的营养》
主编　马冠生、胡小琪
编者　李林中、杜松明、马冠生、胡小琪

□《做健康美丽女人》
主编　韩萍
编者　韩萍、裴兰英

□《老年营养话题》
主编　徐超
编者　周波、周芸、王松涛、刘艳、徐超

□《运动与营养》
主编　常翠青
编者　伊木清、李世成、魏守刚、崔玉鹏、常翠青

□《常见病的饮食营养调理》
主编　李淑媛
编者　康宇、李淑媛

序

改革开放30年来，随着社会经济的快速发展，我国居民生活富裕、食物丰富，营养状况有了较大提高。与此同时，和饮食营养相关的一些慢性病如高血压、血脂异常、糖尿病等的发病率正在迅速地增长。如何在改善物质生活的同时保障好国民身体健康，是全面建设小康社会，促进国家和谐发展的重要课题。

近年来，消费者自我保健意识逐步增强，对营养知识的需求显著增加；各界宣传营养知识的力度加强，报刊、杂志和电台、电视台不断推出一些营养科普内容。但是，并非所有的宣传资料都有充分的科学依据，有些宣讲甚至片面夸大某些食物的优点或缺点，传播一些违反科学原理的说法，以至于误导群众或造成群众无所适从的混乱局面。

中国营养学会，作为汇集广大中国营养科技工作者的学术团体，长期坚持将营养科学知识传播给消费者，努力帮助他们在享受美味饮食的同时避免营养不足或营养过度的危害，从而维护身体的健康。

为了更好地帮助消费者学习营养知识，增强科学地选择食物及合理安排膳食的能力，中国营养学会邀请各方专家编写了这一套《营养科普系列丛书》。丛书包括《营养素的故事》、《宝贝营养》、《厨房营养直通车》等10本分册，涵盖营养科学实践的各个方面。每一分册则集中讨论饮食营养的某个重点侧面，或关注某类人群的膳食营养问题，适用性较强。

该丛书由中国营养学会科普工作委员会的资深营养工作者主笔，以推广营养科学知识和健康生活理念为宗旨，以生活中经常遇到的实际问题为中心，并有针对性地对若干使消费者困惑的说法进行了澄清。相信这套丛书的出版对正确宣传营养知识，引导群众安排平衡膳食，合理摄取营养，预防膳食相关疾病，维护身体健康一定会发挥积极的作用。

2008年9月

前言

随着社会和经济的繁荣发展,中国居民的膳食结构及生活方式发生了很大变化。2002年中国居民营养与健康状况调查显示,十年来我国城乡居民的膳食状况得到明显改善,儿童青少年的平均身高、平均体重均有增加,营养不良率下降;同时,居民膳食结构、生活方式还存在不合理之处,与之相关的慢性非传染性疾病如肥胖、高血压、糖尿病、血脂异常等患病率增加;居民中仍存在微量营养素缺乏和钙摄入不足;贫困农村居民的营养不良问题不容忽视。

2007年,针对居民的营养与健康现状,中国营养学会专家委员会对1997年发布的八条膳食指南进行了全面修订,最终形成的"中国居民膳食指南(2007)"于2008年1月出版。指南的十条为居民实现平衡膳食提出了具体指导;还针对孕妇、乳母、婴幼儿、学龄前儿童、儿童青少年和老年人群的特殊生理特点,分别提出了特定膳食指南原则。

为了形象地表示各类食物在每日膳食中的地位,并给出建议的摄入范围,从而方便居民在日常生活中运用膳食指南原则,中国营养学会在原来的平衡膳食宝塔的基础上进行了修订,新的平衡膳食宝塔提出了在营养上比较理想的膳食模式,同时强调了运动和饮水的重要性。

鉴于当前我国居民中存在的营养与健康问题,为了提高我国居民的人口素质,指导居民合理选择与搭配食物、倡导平衡膳食和促进健康,非常有必要在居民中详细解释、宣传普及平衡膳食的新知识、新观点、新理念。

本书是编写人员、出版社编辑等辛勤努力的成果,在此深表感谢。尽管本书在撰写、整理、编辑中进行了非常细致的工作,但仍难免有疏漏和不妥之处,诚挚地希望广大读者提出宝贵的意见或建议。

翟凤英
2008年9月

目录
Contents

第一篇　你先不要着急　最好了解一下

中国居民膳食营养素参考摄入量

1. 你了解营养素的分类吗？［002］
2. 什么是膳食营养素参考摄入量？［003］
3. 国外的"膳食营养素参考摄入量"是怎样的？［003］
4. 中国居民的"膳食营养素参考摄入量"是怎样发展起来的？［004］
5. 营养素参考摄入量包括哪些内容？［004］
6. 什么是血糖生成指数？［005］

膳食指南

7. 什么是膳食结构？［007］
8. 四种膳食结构有什么特点？［007］
9. 中国居民传统膳食结构有哪些特点？［008］
10. 为什么要制定适合中国人的膳食指南？［008］
11. 你了解新版中国居民膳食指南的十条内容吗？［009］

适合中国人的居民平衡膳食宝塔

12. 美国的饮食金字塔是怎样的？［010］
13. 加拿大的饮食彩虹图是怎样的？［010］
14. 澳大利亚的圆盘图是什么？［011］
15. 什么是日本的饮食陀螺图？［011］
16. 香港的饮食金字塔是怎样的？［011］
17. 适合中国居民的膳食平衡宝塔是怎样发展起来的？［011］
18. 2007年新修订的中国居民平衡膳食宝塔与1997年相比有何异同？［012］
19. 2007年中国居民平衡膳食宝塔的整体结构如何？［013］
20. 宝塔建议的摄入量指的是食物的生重还是熟重？［013］
21. 2007年平衡膳食宝塔的第一层有哪些食物？［014］
22. 2007年平衡膳食宝塔的第二层有哪些食物？［015］
23. 2007年平衡膳食宝塔的第三层有哪些食物？［016］
24. 2007年平衡膳食宝塔的第四层有哪些食物？［017］
25. 2007年平衡膳食宝塔的第五层有哪些食物？［018］
26. 宝塔图中哪一部分表示身体活动？［018］
27. 每天的运动量该如何掌握呢？［019］
28. 如何判断自己的运动是否是中度身体活动呢？［019］
29. 宝塔图关于多饮水的提示在哪里？［019］
30. 如何判断自己的能量水平？［020］
31. 如何根据自己的能量水平选择食物摄入量？［020］
32. 每天都要达到宝塔建议的种类和摄入量吗？［021］

第二篇　我了解我认识　我平衡我膳食

食物多样，谷类为主，粗细搭配

1. 多样化食物指的是什么？[023]
2. 怎样理解"没有不好的食物，只有不合理的膳食"？[024]
3. 你知道食物多样化有助于摄入植物化学物质吗？[024]
4. 谷类食物的营养特点有哪些？[024]
5. 常见的谷类食物有哪些？[025]
6. 什么是精制粮？[026]
7. 什么是粗粮和杂粮？[026]
8. 吃粗粮有什么好处？[026]
9. 粗粮吃得越多越好吗？[027]
10. 主食为什么要做到粗细搭配？[027]
11. 平衡宝塔对谷类食物的每日摄入量是怎么建议的？[028]
12. 如何科学选择主食？[028]
13. 吃碳水化合物就容易发胖吗？[029]
14. 主食吃得越少越苗条吗？[030]
15. 什么是酸性食物和碱性食物？[030]
16. 为什么"食物酸碱平衡论"缺乏科学依据？[030]

多吃蔬菜水果和薯类

17. 什么是膳食纤维？[032]
18. 你了解蔬菜的分类吗？[033]
19. 吃蔬菜对健康有什么好处？[033]
20. 为什么深色蔬菜的营养价值高？[034]
21. 蔬菜怎样吃才不会损失营养素？[035]
22. 干菜能代替新鲜蔬菜吗？[036]
23. 咸菜和酸菜吃多了好不好？[036]
24. 什么是"无公害蔬菜"？[036]
25. 你吃过彩色蔬菜吗？[037]
26. 你了解野菜的家族吗？[037]
27. 你知道今天吃什么蔬菜？[038]
28. 你了解水果的分类吗？[039]
29. 你知道水果的营养特点吗？[039]
30. 你知道哪些水果含糖量高吗？[040]
31. 什么时候吃水果比较好？[041]
32. 老年人和婴儿怎么吃水果？[041]
33. 蔬菜和水果能互相替代吗？[042]
34. 你对蔬菜、水果中的植物性化学物质知多少？[043]
35. 蔬菜、水果为什么可以预防癌症？[043]
36. 蔬菜、水果为什么可以预防心血管疾病？[044]
37. 蔬菜、水果为什么可以控制体重及防治便秘？[044]
38. 薯类含有哪些主要的营养素？[044]
39. 你对薯类的好处知多少？[045]
40. 薯类食物怎样烹制才有营养？[045]
41. 红薯需要天天吃、顿顿吃吗？[045]
42. 你对食用菌藻类的营养价值知多少？[046]
43. 干、鲜食用菌的营养价值有什么不同？[046]
44. 为什么吃菌类食物时要防止中毒？[047]

每天吃奶类、大豆或其制品

45 常见的奶及奶制品有哪些?［048］
46 你知道牛奶和奶制品的营养价值吗?［049］
47 经常饮奶有什么好处?［050］
48 喝牛奶真的会致病吗?［050］
49 什么时候饮用牛奶比较好?［050］
50 酸奶有哪些营养特点?［051］
51 你知道酸奶的保健作用吗?［051］
52 乳糖不耐受是怎么回事?［052］
53 乳糖不耐受者就不能饮奶了吗?［052］
54 乳饮料是奶制品吗?［053］
55 什么是奶酪?［053］
56 什么是还原奶?［053］
57 什么是配方奶粉?［054］
58 选择奶及奶制品要"鲜"字当头吗?［054］
59 奶及奶制品吃多少才合适?［055］
60 大豆有什么营养特点?［055］
61 豆制品是什么样的食物?［056］
62 牛奶和豆浆的营养价值谁更高?［056］
63 怎样正确喝豆浆?［057］
64 豆腐和豆腐干有营养吗?［057］
65 腐乳是有营养的豆制品吗?［057］
66 大豆中的雌激素对人体有害吗?［058］

常吃适量的鱼、禽、蛋和瘦肉

67 鱼类有什么营养价值?［059］
68 蟹、虾、贝类等水产品有什么营养价值?［059］
69 禽类有什么营养价值?［060］
70 蛋类及蛋制品有什么营养价值?［060］
71 蛋黄和蛋清哪部分更有营养?［061］
72 鸡蛋生吃有营养吗?［061］
73 皮蛋有什么营养特点?［062］
74 毛蛋和臭蛋为什么不能吃?［062］
75 鸡蛋怎么吃才有营养?［062］
76 哪些人不适宜吃蛋类食品?［063］
77 一天吃几个鸡蛋才合适?［063］
78 什么是胆固醇?［063］
79 吃鸡蛋会提高胆固醇吗?［065］
80 畜肉类有什么营养价值?［065］
81 食用动物内脏好不好?［066］
82 动物血制品有什么营养价值?［066］
83 如何合理烹调鱼、禽、蛋和瘦肉?［067］

减少烹调油用量，吃清淡少盐膳食

84 你了解烹调用油的家族吗?［068］
85 你知道食用油的营养成分吗?［069］
86 如何控制烹饪用油量?［069］
87 动物（荤）油为什么不能多吃?［069］
88 植物油是不是就可以多吃?［070］
89 动物油和植物油为何要搭配食用?［070］
90 花生油适宜哪些人群食用?［070］
91 适量的芝麻油对人体有什么益处?［071］
92 豆油、菜籽油的营养特点有哪些?［071］

93 色拉油是什么油？［071］
94 什么是调和油？［071］
95 你了解橄榄油吗？［072］
96 什么油不能吃？［073］
97 为什么要少吃油炸食品？［073］
98 什么是起酥油？［073］
99 碘盐的合理食用方法是什么？［074］

食不过量，天天运动，保持健康体重

100 怎样理解食不过量？［075］
101 怎样才能"吃不成胖子"？［075］
102 什么是体质指数（BMI）？［075］
103 怎样用BMI判断体重是否健康？［076］
104 如何判断7~17岁儿童青少年的体重是否健康？［076］
105 体重与能量平衡有什么关系？［077］
106 过分纤瘦对女性会有哪些危害？［078］
107 过分纤瘦的孕妇对下一代有哪些危害？［078］
108 孕妇超重和肥胖对下一代有哪些影响？［079］
109 有氧耐力运动对健康有什么有益作用？［079］
110 肌肉力量训练对健康有什么有益作用？［080］
111 为什么要坚持运动？［080］
112 健康成年人的适宜身体活动量是多少？［080］
113 如何把握适宜的运动强度？［082］
114 你知道运动时要注意的安全事项吗？［083］
115 你了解减肥不当的危害吗？［084］
116 你知道减肥要讲科学吗？［084］

三餐分配要合理，零食要适当

117 一日吃几餐比较合理？［086］
118 如何科学安排一日三餐？［086］
119 一日三餐如何合理搭配？［087］
120 一日三餐要避免哪些坏习惯？［087］
121 不吃早餐的危害有哪些？［089］
122 怎样判断你的早餐是否营养充足？［090］
123 早餐没有食欲怎么办？［090］
124 为什么不建议吃冷的早餐？［091］
125 你知道午餐如何科学搭配吗？［091］
126 晚餐如何做到科学与合理？［091］
127 应该怎样正确看待零食？［092］
128 老百姓应该如何选择零食？［093］
129 在校学生要不要吃课间餐？［093］
130 3~5岁的儿童如何正确选择和消费零食？［093］
131 6~12岁的儿童如何正确选择和消费零食？［094］
132 13~17岁的儿童青少年如何正确选择和消费零食？［094］
133 怎样理解零食指南扇面图？［095］

每天足量饮水，合理选择饮料

134 水有什么功能？［097］

135 人体内水的来源及消耗是怎样的？[097]
136 饮水不足有什么危害？[098]
137 每人每天该喝多少水？[099]
138 你知道怎样饮水吗？[099]
139 今天的市场上出现了哪些"水"？[100]
140 "回锅水"为什么不能喝？[100]
141 我国对饮料是怎样分类的？[101]
142 如何选择饮料？[102]
143 含糖饮料对健康有什么影响？[102]
144 什么是功能饮料？[103]
145 功能饮料适合所有人吗？[103]
146 喝茶的好处是什么？[103]
147 如何科学饮茶？[104]
148 咖啡是健康饮品吗？[105]
149 咖啡怎样喝才科学呢？[105]

如饮酒应限量

150 酒是如何分类的？[107]
151 酒能提供什么营养素？[107]
152 过量饮酒有什么危害？[108]
153 哪些人不宜饮酒？[109]
154 在酒席上如何拒绝饮酒？[110]
155 饮酒如何限量？[110]
156 你知道科学的饮酒方法吗？[110]

吃新鲜卫生的食物

157 为什么要吃新鲜食物？[112]
158 如何采购到新鲜卫生的食物？[112]
159 什么样的蔬菜和水果是不新鲜的？[113]
160 腐烂、霉变的水果还能吃吗？[113]
161 激素水果、蔬菜对人体会有什么影响？[113]
162 如何避免食用激素水果呢？[114]
163 如何判断蔬菜水果可能有农药残留？[114]
164 买了有农药的蔬菜水果该怎么处理？[115]
165 如何识别受污染的鱼类？[115]
166 不同污染物污染的鱼有什么特点？[116]
167 如何识别变质的蛋类？[116]
168 "胖听"罐装食品还能不能吃？[117]
169 为什么要限量食用熏制、腌制、酱制食品？[117]
170 用冰箱冷藏食物一定安全吗？[117]
171 食物储藏有什么原则？[118]
172 你了解保鲜膜吗？[118]
173 怎样防止河豚中毒？[119]
174 怎样防止氰苷类植物中毒？[119]
175 怎样防止发芽马铃薯中毒？[119]
176 怎样防止鲜黄花菜中毒？[120]
177 怎样防止四季豆中毒？[120]

第三篇 特殊年龄人群 特殊膳食指南

1 中国对0~6月龄的婴儿提出了哪几条喂养指南？[122]
2 什么是母乳喂养？[122]
3 为什么母乳是0~6月龄婴儿最好的食物？[123]

4 母乳喂养对母婴有什么好处？［123］
5 为什么产妇要尽早开奶？［124］
6 为什么要给新生儿和1~6月龄的婴儿补充维生素K？［124］
7 什么是婴儿配方食品？［125］
8 婴儿配方食品有哪些种类？［125］
9 如何对婴儿实施部分母乳喂养或混合喂养？［126］
10 如何为婴儿正确实施人工喂养？［126］
11 中国对6~12月龄的婴儿提出了哪些特殊的喂养指南？［127］
12 为什么婴儿6个月后要添加辅助食品？［127］
13 如何科学添加辅助食品？［128］
14 中国对1~3岁的幼儿提出了哪些特殊的喂养指南？［129］
15 如何帮助1~3岁的幼儿建立良好的饮食习惯？［130］
16 1~3岁的幼儿可以吃零食吗？［130］
17 中国对学龄前儿童提出了哪些特殊的膳食指南？［130］
18 如何保证学龄前儿童从饮食中获得足够的铁、钙、锌和碘？［131］
19 如何帮助学龄前儿童养成良好饮食习惯？［132］
20 中国对儿童青少年提出了哪些特殊的膳食指南？［132］
21 为什么儿童青少年要合理吃早餐？［133］
22 为什么青春期女孩不要盲目减肥？［134］
23 如何避免儿童青少年超重或肥胖的发生？［134］
24 吸烟对儿童青少年有什么严重危害？［134］
25 饮酒对儿童青少年有什么严重危害？［135］
26 中国对孕前期妇女提出了哪些特殊的膳食指南？［136］
27 为什么育龄妇女要在孕前开始补充叶酸？［137］
28 如何预防育龄妇女贫血？［137］
29 孕期营养不良对胎儿有什么不良影响？［137］
30 孕期营养不良对母体有什么不良影响？［138］
31 中国对孕早期妇女提出了哪些特殊的膳食指南？［139］
32 如何预防或减轻妊娠反应？［139］
33 中国对孕中、末期妇女提出了哪些特殊的膳食指南？［140］
34 为什么孕期要监测体重增长？［141］
35 孕期增加多少体重是适宜的？［141］
36 中国对哺乳期妇女提出了哪些特殊的膳食指南？［141］
37 为什么产褥期食物宜充足但不要过量？［142］

38 为什么产褥期要重视蔬菜、水果的摄入？［143］
39 乳母营养不足为什么会影响乳汁的质与量？［143］
40 为什么乳母要多喝汤水？［144］
41 为什么乳母要摄入充足的微量营养素？［144］
42 中国对老年人提出了哪些特殊的膳食指南？［144］
43 老年人吃粗粮有什么益处？［145］
44 老年人如何选择和制作食物？［146］
45 体重不足对老年人的健康有何危害？［146］
46 如何预防老年人的营养不良？［147］
47 贫血对老年人健康有什么影响？［148］
48 如何防治老年人贫血？［148］
49 适当的户外运动对老年人有何好处？［149］
50 哪些户外活动适合老年人？［149］
51 老年人在运动时要遵循哪个"八字方针"？［150］
52 老年人运动时有哪些注意事项？［150］
53 什么是营养强化食品？［151］
54 你需要吃营养素补充剂吗？［152］

第四篇 我职业我对号 我吃出我健康

1 脑力劳动者有什么营养需求？［154］
2 经常熬夜的人怎样安排饮食？［155］
3 汽车驾驶员的饮食要点是什么？［155］
4 运动员有什么营养需要？［156］
5 不同项目的运动员有什么不同的营养需求？［157］
6 舞蹈演员及模特的饮食要注意什么？［157］
7 戏曲、歌唱演员应该怎样安排饮食？［158］
8 建筑工人需要什么特殊饮食？［158］
9 计算机作业人员该怎样呵护眼睛？［159］
10 高温环境作业的工种有哪些？［160］
11 高温环境对人体有哪些影响？［160］
12 什么饮食可避免高温环境对健康的危害？［161］
13 低温环境对人体有哪些影响？［162］
14 低温环境作业人员有哪些营养需求？［162］
15 高原环境对人体有哪些影响？［163］
16 高原环境作业人员应该怎样安排饮食？［163］
17 什么饮食可减少低照度作业对健康的危害？［164］
18 高空飞行会带来什么营养问题？［164］
19 飞行员要怎样安排饮食？［165］
20 航天工作对人体有哪些影响？［166］
21 航天人员需要什么特殊饮食？［167］
22 航海对人体有哪些影响？［168］
23 航海人员需要什么特殊饮食？［168］
24 潜水作业对人体的影响有哪些？［169］
25 潜水人员需要哪些膳食指导？［170］

26 接触放射线对人体有哪些影响？［170］
27 放射线工作人员应该采取哪些营养保障措施？［171］
28 什么饮食可减少苯的危害？［171］
29 铅接触涉及哪些工种或情况？［172］
30 铅作业对人体有什么不良影响？［172］
31 什么饮食可减少铅的危害？［173］
32 什么原因会导致儿童铅中毒？［173］
33 怎样通过膳食预防儿童铅中毒？［174］
34 汞作业对人体有什么不良影响？［175］
35 什么饮食能帮助汞作业人员减低汞的危害？［175］
36 砷作业对人体有什么不良影响？［176］
37 什么饮食可减少砷的危害？［177］
38 农药作业人员在饮食上应注意什么？［177］
39 哪些天然食物有解毒作用？［178］

第五篇 特殊时候美食 特别当心时刻

节假日饮食

1 节假日怎样采购食品？［180］
2 怎样设计家宴营养菜肴？［180］
3 节假日为什么要吃新鲜食品？［181］
4 节假日饮食为什么要荤素搭配？［181］
5 节假日饮食为什么要定时、定量？［182］
6 节假日主食为什么要吃些杂粮？［182］
7 节假日里怎么吃零食？［183］

8 节假日的饮料为什么不可尽情喝？［183］
9 节假日里为什么要节制烟酒？［184］
10 节假日怎样吃"油"？［184］
11 节假日为什么要多运动？［185］
12 为什么节假日不要贪吃生猛海鲜？［185］

在外就餐

13 在外就餐的食物有哪些特点？［187］
14 在外就餐如何点菜？［188］
15 在外就餐如何合理搭配食物？［188］
16 在外就餐要注意哪些卫生问题？［189］
17 吃火锅五大注意事项［190］
18 吃自助一定要吃回来才合算吗？［191］
19 为什么建议实施分餐制？［192］

参考文献［193］
附录［194］

第一篇　你先不要着急 最好了解一下

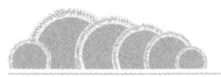

中国居民膳食营养素参考摄入量

① 你了解营养素的分类吗？

营养素是指人类通过摄入食物后获得的、生命必需的各种营养成分。人体必需的营养素有七大类：蛋白质、脂肪、碳水化合物（糖类）、矿物质（常量元素和微量元素）、维生素（脂溶性维生素和水溶性维生素）、膳食纤维和水。他们共同维持和调节人的生命活动。

蛋白质 膳食中的蛋白质可以来自动物性食物、植物性食物。动物性食物有鱼、蛋类、乳制品、肉类（猪肉、牛肉、鸡肉、羊肉）等；植物性食物主要是谷类和豆类，豆制品含有丰富的优质蛋白质。从营养学角度讲，动物蛋白质优于植物蛋白质。

脂肪 分为植物性脂肪和动物性脂肪。植物性脂肪主要来源于植物油（花生油、菜籽油、豆油等）和各种植物性食物（如坚果、豆类、米面等）本身所含的油脂。动物性脂肪主要来源于动物的肉、内脏等。

碳水化合物（糖类） 主要来源于谷类、薯类等，还可来自各种食糖（如白糖、红糖、砂糖等），蔬菜水果中也含有少量单糖和多糖（膳食纤维、果胶）。

矿物质 常量元素包括钙、磷、镁、钾、钠、氯、硫；微量元素包括铁、锌、硒、碘、铜、锰、铬、氟、钼、钴等14种。

维生素 水溶性维生素包括维生素C、B族维生素等；脂溶性维生素包括维生素A、维生素D、维生素E、维生素K等。

膳食纤维 是人体不能消化的一种碳水化合物，也不能提供能量，但它能调节肠胃的消化吸收功能，对人体健康非常重要。膳食纤维分为非水溶性纤维和水溶性纤维：非水溶性纤维来自蔬

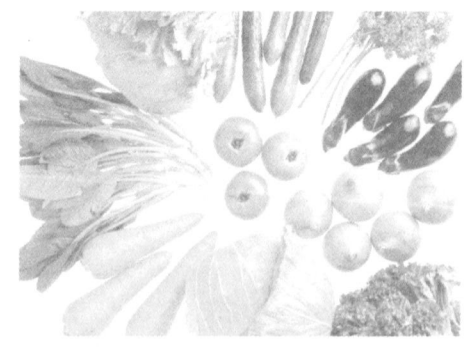

菜和水果的皮、全麦类和种子类食物；水溶性纤维来源于蔬菜、水果、燕麦、豆类。

水 是生命之源，是人类赖以生存的重要条件。

② 什么是膳食营养素参考摄入量？

人体每天都要从饮食中获得生命所需的各种营养素，但是不同个体的年龄、性别、生理及劳动状况不同，对各种营养素的需要量就会不同。一个人如果长期摄入某种营养素不足就可能产生该营养素缺乏的危害，而长期摄入某种营养素过多则可能产生毒副作用，因此，必须科学地安排每日膳食以获得种类齐全、数量适宜的营养素。

一个人从食物中摄取多少营养素合适呢？用什么作标准来衡量摄入的营养素是否合适呢？于是，营养学家通过研究提出了适用于不同年龄、性别、劳动及生理状态人群的"膳食营养素参考摄入量"，它是衡量个体或群体摄入的营养素是否适宜的尺度，又是制订膳食计划的工具。值得一提的是，这里所说的"摄入量"是指"一段时间内每天的摄入量"，这一段时间通常指几天、几周甚至几个月，不一定每天都必须严格、准确地遵守推荐的每日摄入量。

③ 国外的"膳食营养素参考摄入量"是怎样的？

国际上对能量及营养素需要量的研究结果是制定中国居民膳食营养素参考摄入量的主要依据。不同时期的社会需求也推动了这一领域的发展。

美国的膳食营养素参考摄入量

美国国立卫生研究院（NIH）于1941年制订了世界上第一个"推荐的膳食营养素供给量"。当时正值第二次世界大战，美国政府为了保障士兵不患营养缺乏病，要求科学界给出食物营养供应标准。该标准经过不断验证与修改，已成为不同时期美国人营养素供给领域的权威性指导文件。

欧洲国家的膳食营养素参考值

英国膳食参考值工作组于1979年提出建议的每日推荐量。自1993年起，意大利、西班牙等国发表了各自的每日能量和营养素需要量建议，德国、奥地利、法国和荷兰也陆续制定和修订了本国的需要量建议。

亚洲国家推荐的膳食营养素供给量

1947年菲律宾营养协会发表了第一版推荐的膳食营养素供给量,而日本于1969年首次发布,泰国于1970年制订,马来西亚于1975年发布,印度尼西亚于1994年发布,越南至1996年才制订了推荐的膳食营养素供给量。

4. 中国居民的"膳食营养素参考摄入量"是怎样发展起来的?

对于营养素参考摄入标准,不同国家使用的词汇及推荐值存在较大差异。因为种族与地区的差异,这个标准不能通用,中国应该制定适合中国人的参考值。

我国从1937年开始研制膳食营养素需要量标准,第一个膳食营养素供给量——《中国民众最低限度之营养需要》是由侯祥川主要负责制订。1938年,中华医学会公共卫生委员会公布了营养素参考摄入量,当时尚没有足够的研究数据来支持各种营养素定量的建议。

1941年郑集发表了《中国民众最低限度营养需要之管见》。1952年,中央卫生研究院营养学系编著出版了《食物成分表》附录——营养素需要量表(每天膳食中营养素供给标准)。

1962年,中国生理科学会生物化学、营养学学术讨论会将推荐的每日营养素摄入量定名为"推荐的每日膳食营养素供给量"。随后于1976、1981年陆续做了修订增补。

1988年10月,中国营养学会决定不再使用"推荐的每日膳食营养素供给量(RDAs)"来表达推荐的每日营养素摄入量,而改为"推荐的每日膳食中营养素供给量(dietary reference intakes,DRIs)"。在制订中国居民的DRIs时,营养学家强调尽可能使用国内资料,如果我国有相关的研究资料则重点依据国内资料制订,并参考国际资料进行必要的调整;没有国内居民的数据时,则有选择地参考国际相关资料。

经过营养学家们的努力,2000年10月正式出版了《中国居民膳食营养素参考摄入量——Chinese DRIs》,该表对各种营养素的理化性质、代谢、功能、推荐值、营养状况评价及主要食物来源等方面进行了系统论述(见附录的表1~表5)。

5. 营养素参考摄入量包括哪些内容?

营养素参考摄入量包括平均需要量(estimated average requirement,EAR)、推荐摄入量

（recommended nutrient intake, RNI）、适宜摄入量（adequate intake, AI）和可耐受最高摄入量（tolerable upper intake level, UL）。

平均需要量（EAR）

指人群中个体需要量的平均值，它能够满足群体50%成员的需要，但是不能满足另外50%成员的需要水平。EAR是制定RNI的基础。

推荐摄入量（RNI）

可以满足某一群体中绝大多数（97%~98%）个体需要量的摄入水平。长期摄入RNI水平，可以满足身体对该营养素的需要，保持健康，维持组织的适当储备。RNI可作为个体每日摄入该营养素的目标值。

适宜摄入量（AI）

当某种营养素的个体需要量资料不足，没有办法得到RNI时，可设定适宜摄入量来代替RNI。AI不是通过研究营养素的个体需要量求得的，而是通过对健康人群摄入量的观察或实验获得。AI可作为个体营养素摄入量的目标，AI和RNI的区别在于AI的准确性远不如RNI，有时可能明显高于RNI。

可耐受最高摄入量（UL）

是平均每日可以摄入该营养素的最高量，达到这个值对人群中几乎所有个体大概都不至于损害健康。当摄入量进一步超过UL时，健康损害的危险性就增大。

⑥ 什么是血糖生成指数？

食物中的碳水化合物进入人体后经过消化分解成单糖，而后进入血液循环并影响血糖水平，不同食物对人体血糖水平的影响不同。为此，专家提出用"食物血糖生成指数（GI）"来衡量某种食物或膳食组成对血糖浓度的影响程度。

食物血糖生成指数是指含50g碳水化合物的食物与相当量的葡萄糖在一定时间（一般为2个小时）体内血糖反应水平的百分比值，它反映食物与葡萄糖相比升高血糖的速度和能力。通常把葡萄糖的血糖生成指数定为100。

食物血糖生成指数大于70为高GI食物，小于55为低GI食物，55~70为中GI食物。豆类、乳类、蔬菜是低GI食物，而馒头、米饭是高GI食物。GI还会因为加工方式不同而变化。最初食物血糖生成指数适用于糖尿病患者选择富含碳水化合物类食物的参考依据，现在也广泛用于肥胖者、代谢综合征患者的膳食管理及健康人群的营养教育（见表1-1和表1-2）。

表1-1 常见糖类的血糖生成指数（GI）

食物	GI	食物	GI
葡萄糖	100	麦芽糖	105
蔗糖	65	绵白糖	84
果糖	23	乳糖	46

来源：《中国营养科学全书》。

表1-2 常见食物的血糖生成指数（GI）

食物名称	GI	食物名称	GI	食物名称	GI
馒头	88	玉米粉	68	可乐	40
白面包	88	土豆（煮）	66	扁豆	38
大米饭	83	大麦粉	66	梨	36
面条	82	菠萝	66	苹果	36
烙饼	80	荞麦面条	59	苕粉	35
玉米片	79	荞麦	54	藕粉	33
熟甘薯（红）	77	甘薯（生）	54	鲜桃	28
南瓜	75	香蕉	52	牛奶	28
油条	75	猕猴桃	52	绿豆	27
西瓜	72	山药	51	四季豆	27
苏打饼干	72	酸奶	48	柚子	25
小米（煮）	71	柑橘	43	大豆（浸泡，煮）	18
胡萝卜	71	葡萄	43	花生	14

来源：《中国食物成分表2002》。

膳食指南

⑦ 什么是膳食结构？

膳食结构是指一个人的每天膳食中，所食用的各类食物的数量及每一类食物在全天饮食中所占的比重。膳食结构可反映饮食习惯和生活水平的高低，也可反映一个国家的经济发展水平、一个民族的传统文化及一个地区的环境和资源等情况。

根据膳食中动物性食物、植物性食物所占的比重以及能量、蛋白质、脂肪和碳水化合物的摄入量可将世界各国居民的膳食结构归纳为四种：动植物食物平衡、以植物性食物为主、以动物性食物为主以及地中海膳食结构。

⑧ 四种膳食结构有什么特点？

动植物食物平衡的膳食结构

以日本为代表。膳食中动物性食物与植物性食物比例适当；膳食能量能满足人体需要又不致过剩；蛋白质、脂肪和碳水化合物的供能比例合理；膳食纤维和铁、钙等较充足；动物脂肪不高，可避免营养缺乏病和营养过剩。此类膳食结构已成为世界各国的参考。

植物性食物为主的膳食结构

印度、巴基斯坦、孟加拉和非洲等国属于此类型。膳食以植物性食物为主、动物性食物为辅；膳食能量基本可满足人体需要；蛋白质、脂肪摄入量均低；铁、钙、维生素A摄入不足。营养缺乏病是主要营养问题，但从另一方面看，以植物性食物为主的膳食结构有利于冠心病和高脂血症的预防。

动物性食物为主的膳食结构

是美国、西欧、北欧诸国典型的膳食结构，属于营养过剩型的膳食；以提供高能量、高脂肪、高蛋白质、低膳食纤维为主要特点；动物性食物及食糖的消费量大。营养过剩导致的膳食相关慢性疾病如高血压、糖尿病和肿瘤等成为主要健康问题。

地中海膳食结构

是地中海地区居民特有的，以意大利、希腊为代表。膳食富含植物性食物如水果、蔬菜、土豆、谷类、豆类、果仁等；食物加工程度低，新鲜度较高；居民以食用当季、当地产的食物为主；橄榄油是主要的食用油；每天食用少量、适量的奶酪和酸奶；每周食用少量、适量的鱼、禽、蛋；新鲜水果作为每日餐后食品；红肉（猪肉、牛肉和羊肉及其产品）每月食用几次；大部分成年人有饮葡萄酒的习惯。此膳食结构的饱和脂肪低，含大量复合碳水化合物。

⑨ 中国居民传统膳食结构有哪些特点？

中国居民的传统膳食以植物性食物为主，以动物性食品为辅，其主要特点是：

高碳水化合物

我国南方居民多以大米为主食，北方居民则多以小麦粉为主食。

高膳食纤维

由于摄入谷类食物和蔬菜，因而摄取的膳食纤维很多，这是我国传统膳食的优势。

低动物脂肪

总体来看，我国居民传统的膳食中动物性食物的摄入量很少。

但是，中国幅员辽阔，各地区、各民族以及城乡之间的膳食构成存在很大差别，随着经济的发展，富裕地区与贫困地区饮食差别较大。2002年中国居民营养与健康状况调查显示，我国居民膳食结构正从传统膳食向高脂肪、高能量、低膳食纤维方向改变，当前加强营养知识在居民中的传播、优化膳食结构十分重要。

⑩ 为什么要制定适合中国人的膳食指南？

随着经济发展和居民收入水平的提高，中国居民的膳食结构和生活方式正在发生变化。2002年中国居民营养与健康状况调查显示，与1992年相比，我国城乡居民的膳食状况明显改善，儿童青少年的平均身高增加，营养不良的患病率下降；同时，居民膳食结构及生活方式也发生了重要变化，与之相关的慢性非传染性疾病如肥胖、高血压、糖尿病、血脂异常等疾病的患病率增加；居民中仍存在微量营养素缺乏和钙摄入不足；另外，在农村特别是贫困农村仍然存在营养不良的问题。这些情况说明，长期高能量、高脂肪膳食和体力活动较少与超重、肥胖、糖尿病和血脂异常的发生密切相关；而高盐饮食与高血压的患病风险密切相关；饮酒与高血压和血脂异常的患病风险也密切相关。

鉴于我国居民中存在这么多的营养与健康问题，为了提高我国居民的人口素质，更好地应用营养学知识指导我国居民合理选择与搭配食物，倡导人民群众实践平衡膳食，非常有必要针对居民的实际情况制定适合中国国情的、适于中国居民使用的膳食指南。

⑪ 你了解新版中国居民膳食指南的十条内容吗？

2007年，中国营养学会专家委员会依据我国居民膳食结构特点、营养摄入情况以及存在的营养相关问题，在1997年发布的八条居民膳食指南基础上进行了修订和完善，形成了中国居民膳食指南（2007）的十条建议。这些建议适用于6岁以上的健康人群，所提出的建议为实现平衡膳食提出了具体指导。针对一般人群的十条膳食指南为：

- 食物多样，谷类为主，粗细搭配；
- 多吃蔬菜水果和薯类；
- 每天吃奶类、大豆或其制品；
- 常吃适量的鱼、禽、蛋和瘦肉；
- 减少烹调油用量，吃清淡少盐膳食；
- 食不过量，天天运动，保持健康体重；
- 三餐分配要合理，零食要适当；
- 每天足量饮水，合理选择饮料；
- 如饮酒应限量；
- 吃新鲜卫生的食物。

适合中国人的居民平衡膳食宝塔

⑫ 美国的饮食金字塔是怎样的？

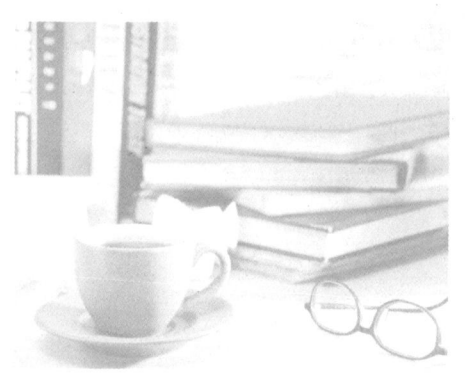

2005年，美国修订了"饮食金字塔"，指导美国居民针对自身的不同状况来合理安排每天的饮食。"金字塔"由6个彩色条谱组成，分别代表谷物、蔬菜、水果、油、奶及奶制品、肉类及豆类食物组；条谱粗细代表建议量的多少（见彩页的图1）。

美国的"金字塔"强调个性化，不同人之间、甚至同一个人在不同时间的模式都是不同的，还特别强调了身体活动的重要性。它提出，要保持身体健康，每天身体活动不少于30分钟；要预防体重增加，每天身体活动时间不少于60分钟；要维持减肥的效果，每天身体活动时间要相应增加至60～90分钟；儿童青少年每天身体活动不应少于60分钟。

⑬ 加拿大的饮食彩虹图是怎样的？

2007年，加拿大修订公布了新的饮食指导——"饮食彩虹图"（见彩页的图2），将食物分为四类：绿色代表蔬菜和水果，黄色代表谷物，蓝色代表奶类及其替代品，红色代表肉类及其替代品，彩带宽度代表各类食物应占的比例。加拿大居民可根据年龄、性别选择适合自己的饮食模式。

加拿大在"饮食彩虹图"的基础上，还提出另一张图——"身体活动彩虹图"（见彩页的图3），可指导居民形成健康的生活方式。其中，黄色、绿色、蓝色彩带表示身体活动应该增加，而红色部分则代表要减少的长时间静态活动。居民可以从"身体活动彩虹图"中选择易于接受的活动类型，其中黄色部分是耐力型的活动（建议4~7天/周）、绿色部分为灵活型的活动（建议4~7天/周）、蓝色部分是力量型的活动（建议2~4天/周）。"身体活动彩虹图"说明了每天身体活动累积达60分钟对健康有益。

14 澳大利亚的圆盘图是什么？

澳大利亚设计了"圆盘图"（见彩页的图4），将食物分为五大类，面积从大到小依次为谷物、蔬菜及豆类、水果、奶类、肉类及坚果类。另外，圆盘图的外侧还建议喝足量的水，偶尔选择或仅选择少量的高糖、高脂肪、高能量的食物。澳大利亚的营养学家根据圆盘图还提出了相应的膳食指导。

15 什么是日本的饮食陀螺图？

日本的"饮食陀螺图"（见彩页的图5）标出了正常人每天必须摄取的食物，如果陀螺倒过来，就意味着平衡遭到破坏。为了营养均衡必须做适度的运动，在图中就是跑动的人；点心和饮料作为生活的乐趣在饮食中可适度获取，在图案中它成了旋转陀螺的绳子，并附有"快乐地、适度地"的提醒。

16 香港的饮食金字塔是怎样的？

香港成人的"健康饮食金字塔"（见彩页的图6）将食物分为四大类，从下至上分别为五谷类，蔬菜、瓜类及水果类，肉、禽、鱼、豆、蛋、奶类，油、盐、糖类。该图生动地体现了健康饮食的原则：食物的选择要多样化，避免偏食；每餐应以谷类为主；多吃瓜菜及水果类；吃适量的肉类、家禽、鱼、蛋、干豆类及奶类食物；减少摄入高脂肪、高盐分、高糖分及腌制的食物；每天饮用6~8杯流质饮品（包括水、清茶、果汁、清汤等）；饮食要定时定量。

17 适合中国居民的膳食平衡宝塔是怎样发展起来的？

世界各国都建立了适合自己国民的饮食指导，中国应该建立适合中国人的膳食指导。1997年4月，中国营养学会根据我国的食物资源、居民食物消费特点与健康状况，研究并提出了适合我国居民的《中国居民膳食指南》。为了形象表示各类食物在每日膳食中的地位及建议摄入量，方便居民生活中运用膳食指南，中国营养学会提出了"平衡膳食宝塔"，把平衡膳食的原则转化成了各类食物重量，便于我国居民理解和在日常生活中实行。

经过近十年的应用，随着我国居民膳食结构的变迁及新出现的营养问题，亟待进一步通过科学的论证对1997年的指南予以修订。

⑱ 2007年新修订的中国居民平衡膳食宝塔与1997年相比有何异同？

2007年，中国营养学会组织国内营养学家对原来的中国居民平衡膳食宝塔重新进行了修订，新宝塔适用于6岁以上的健康居民。新宝塔（见彩页的图7）提出了在营养上比较理想的膳食模式，同时注意了水和运动的重要性。

宝塔建议的食物摄入量，特别是奶类和豆类食物的量可能与目前大多数人的实际摄入量有一定的距离，尤其对于某些贫困地区来说距离还很远，但是为了改善我国居民的膳食营养状况，应把它看作一个奋斗目标，努力争取、逐步达到。2007年的中国居民平衡膳食宝塔与1997年相比的异同点见表1-3。

表1-3 中国居民平衡膳食宝塔1997版与2007版的异同点

	中国居民平衡膳食宝塔1997	中国居民平衡膳食宝塔2007
相同点	塔身为五层	塔身为五层
不同点		
强调身体活动	否	是
强调饮水	否	是，水1200毫升
各层食物和建议摄入量	第一层 谷类300～500克	第一层 谷类、薯类及杂豆250～400克
	第二层 蔬菜类400～500克	第二层 蔬菜类300-500克
	水果类100～200克	水果类200～400克
	第三层 畜禽肉类50～100克	第三层 畜禽肉类50～75克
	鱼虾类50克	鱼虾类50～100克
	蛋类25～50克	蛋类25～50克
	第四层 奶类及奶制品100克	第四层 奶类及奶制品300克
	豆类及豆制品50克	大豆类及坚果30～50克
	第五层 油脂类25克	第五层 油25～30克，盐6克

⑲ 2007年中国居民平衡膳食宝塔的整体结构如何？

新膳食宝塔主体由五部分组成，每一层代表一类或几类日常食物，各层位置和面积反映了各类食物在膳食中的地位和应占比重。

位于塔底的是谷类、薯类及杂豆，每人每天应该吃250～400g。第二层是蔬菜和水果，每天应吃蔬菜300～500g、水果200～400g。鱼、禽、肉、蛋类动物性食物位于第三层，每天应吃畜、禽、肉类50～75g、鱼虾类50～100g、蛋类25～50g。第四层是奶类和豆类食物，每天应吃相当于300g鲜奶量的奶类及奶制品和相当于30～50g干豆量的大豆及豆制品。位于塔尖的是烹调油和食盐，每天烹调油的量不应超过25或30g，食盐不应超过6g。

我国居民现在平均食糖的摄入量还不多，对健康的影响还不大，因此宝塔没有对食糖的摄入量给出建议值。但是吃糖过多有增加龋齿的危险，尤其是儿童青少年不应吃太多的糖和含糖高的食品及饮料。

平衡膳食宝塔还增加了水和运动的内容。为了促进健康，成年人每天至少应保持相当于步行6000步以上的身体活动；而且在温和气候条件下生活的、轻体力活动的成年人每日至少饮水1200ml。

⑳ 宝塔建议的摄入量指的是食物的生重还是熟重？

在使用宝塔指导食物消费时，首先要明确这个建议摄入量指的是食物的生重还是熟重。举一个蔬菜的例子：宝塔建议我们每天每人应该吃蔬菜300~500g，这个重量说的是烹饪好了以后的重量呢，还是烹饪以前的重量？

下面就告诉您，宝塔建议的各类食物摄入量都是指食物可食部分的生重，而且是一类食物的总量，而不是指某一具体食物的重量。因此，在应用宝塔来选择具体食物的时候，需要在换算表中查询出这种食物实际的重量，比如建议每日300g蔬菜，既可以选择100g油菜+50g胡萝卜+150g圆白菜，也可以选择150g韭菜+150g黄瓜。

表1-4为食物生重和熟重的对照举例，可供您在估计食物摄入量时参考。

表1-4 食物重量折算参照表

食物名称	单位	重量(生重) 克	两	备注
大米饭	1小标准碗	75	1.5	碗直径12cm
大米粥	1小标准碗	30	0.6	
馒头	1个	100	2	自制品，需看大小折算
面条(湿切面)	1大标准碗	150（湿面重）	3（湿面重）	
包子	1个	50	1	小笼包：3~4个/两（50克）
饺子	平均6个	50	1	面粉重量，不包括馅
馄饨	9~10个	50	1	面粉重量，不包括馅
油条	1根	50	1	
油饼	1个	70~80	1.4~1.6	
烧饼	1个	50	1	
鸡腿	1个	约220	约4.5	含骨头
鸡翅	1个	约200	约4	含骨头
香肠(广式)	1根	约27	约0.5	
炒蔬菜	1标准盘（9寸盘）	约500	10	白菜、油菜、豆角等蔬菜的生重
牛奶	1标准杯	约250	约5	不包括含乳饮料
酸奶	1标准杯	约250	约5	指固体类发酵奶，非酸奶饮料
鸡蛋	1个	60	1.2	
豆腐脑、豆浆	1大标准碗	约300	约6	
啤酒	1标准杯	250	5	
花生(带壳)	1小标准碗	约120	约2.4	
花生仁	1小标准碗	约200	约4	

㉑ 2007年平衡膳食宝塔的第一层有哪些食物？

第一层包括谷类、薯类及杂豆，是膳食中能量的主要来源，宝塔推荐量为每人每日250~400g。

谷类食物包括小麦面粉、大米、玉米、高粱等及其制品，如米饭、馒头、烙饼、玉米面等。薯类包括红薯、马铃薯等，可替代部分粮食。杂豆类包括大豆以外的其他干豆类，如红小豆、绿豆、芸豆等。

这里的推荐量是以原料的生重计算的。举个例子：面包、切面、馒头应折合成相当的面粉量来计算，而米饭、大米粥等应折合成相当的大米量来计算。

谷类、薯类及杂豆食物的选择应多样化，注重粗细搭配，适量选择一些全谷类食物、其他谷类、杂豆及薯类。每100g玉米糁和全麦粉中含有的膳食纤维要比精面粉分别多10g和6g，因此建议适当增加食物中粗粮或全谷类食物的量，如每次摄入50~100g，每周5~7次。

谷类食物可以变换着吃，下面的表格就给出了互换表（表1-5），例如70克烙饼就相当于50克米、面食物提供的能量，在安排主食时可以根据口味变化。

表1-5 谷类食物互换表（能量相当于50g米、面的食物）

食物名称	市品重量（g）*	食物名称	市品重量（g）*
稻米或面粉	50	烙饼	70
面条（挂面）	50	烧饼	60
面条（切面）	60	油条	45
米饭	籼米150g，粳米110g	面包	55
米粥	375	饼干	40
馒头	80	鲜玉米（市品）	350
花卷	80	红薯、白薯（生）	190

来源：《中国居民膳食指南》；*成品按照与原料的能量比折算。

22 2007年平衡膳食宝塔的第二层有哪些食物？

宝塔的第二层包括蔬菜和水果，宝塔推荐每人每日应摄入300～500g的新鲜蔬菜、200～400g的新鲜水果。

蔬菜包括嫩茎、叶、花菜类、根菜类、鲜豆类、茄果类、瓜菜类、葱蒜类及菌藻类等。深色蔬菜如深绿色、深黄色、紫色、红色等，往往所含的维生素和植物化学物质较丰富，因此深色蔬菜的数量最好占蔬菜摄入量的一半以上。水果应多选择天然新鲜的，但在鲜果供应不足时也可选择一些含糖量低的纯果汁或干果制品。

蔬菜和水果含有丰富的维生素、矿物质及植物化学物质，各有优势但不能相互替代。蔬菜和水果要变换着吃，下面两张表（表1-6，表1-7）可供您在选择时参照。

表1-6 蔬菜类食物互换表（市品相当于100g可食部重量）

食物名称	市品重量（g）*	食物名称	市品重量（g）*
萝卜	105	菠菜、油菜、小白菜	120
樱桃西红柿	100	圆白菜	115
西红柿	100	大白菜	115
柿子椒	120	芹菜	150
黄瓜	110	蒜苗	120
茄子	110	菜花	120
冬瓜	125	莴笋	160
韭菜	110	藕	115

来源：《中国居民膳食指南》；*按照市品可食部百分比折算。

表1-7　水果类食物互换表（市品相当于100g可食部重量）

食物名称	市品重量（g）*	食物名称	市品重量（g）*
苹果	130	柑橘、橙	130
梨	120	香蕉	170
桃	120	芒果	150
鲜枣	115	火龙果	145
葡萄	115	菠萝	150
草莓	105	猕猴桃	120
柿子	115	西瓜	180

来源：《中国居民膳食指南》；*按照市品可食部百分比折算。

㉓ 2007年平衡膳食宝塔的第三层有哪些食物？

宝塔的第三层包括畜禽肉类、鱼虾类、蛋类，这些食物含有丰富的蛋白质，宝塔建议每日摄入50～75g畜禽肉类、50～100g鱼虾类及25～50g蛋类。

畜禽肉类包括猪肉、牛肉、羊肉、禽肉及动物内脏类。水产品包括鱼类、甲壳类和软体动物性食物。蛋类包括鸡蛋、鸭蛋、鹅蛋、鹌鹑蛋、鸽蛋及其加工制品，如咸蛋、松花蛋等。

建议我国居民尽量选择瘦畜肉或禽肉，不宜过多食用动物内脏。鱼虾类水产品是优质蛋白质的良好来源。

为了实现多样化，下面给出了肉类食物、鱼虾类食物的互换表（表1-8，表1-9），供您在选择肉类食物时参考。这两张表是依据肉类食物所能提供的蛋白质来折算的，例如：55克市品重量的烤鸭所提供的蛋白质相当于50g生鲜鸭肉的蛋白质含量；市品重量为85克的草鱼去掉鱼鳞、内脏后的可食部分重量为50克。

表1-8　肉类食物互换表（市品相当于50g生鲜肉）

食物名称	市品重量（g）*	食物名称	市品重量（g）*
瘦猪肉（生）	50	羊肉（生）	50
猪排骨（生）	85	整鸡、鸭、鹅（生）	75
猪肉松	30	烧鸡、烧鸭、烧鹅	60
广式香肠	55	鸡肉（生）	50
肉肠（火腿肠）	85	鸡腿（生）	90
酱肘子	35	鸡翅（生）	80
瘦牛肉（生）	50	炸鸡	70
酱牛肉	35	鸭肉（生）	50
牛肉干	30	烤鸭	55

来源：《中国居民膳食指南》；*以可食部百分比及同类畜、禽生肉的蛋白质折算，烤鸭、肉松、大排等食物能量密度较高，与瘦肉相比，提供等量蛋白质时，能量是其2～3倍，因此在选择这些食物时应注意总能量的控制。

表1-9　鱼虾类食物互换表（市品相当于50g可食部重量）

食物名称	市品重量（g）*	食物名称	市品重量（g）*
草鱼	85	大黄鱼	75
鲤鱼	90	带鱼	65
鲢鱼	80	鲅鱼	60
鲫鱼	95	墨鱼	70
鲈鱼	85	蛤蜊	130
鳊鱼（武昌鱼）	85	虾	80
鳙鱼（胖头鱼、花鲢鱼）	80	蟹	105
鲳鱼（平鱼）	70		

来源：《中国居民膳食指南》；*按照市品可食部百分比折算。

24 2007年平衡膳食宝塔的第四层有哪些食物？

宝塔的第四层包括奶类及奶制品、大豆类及坚果。

奶类及奶制品包括牛奶、羊奶及马奶等；乳制品包括奶粉、酸奶、奶酪等，不包括奶油、奶片和黄油。宝塔推荐每人每日应摄入奶类及奶制品200～400g，有条件的人群可以多吃一些。婴幼儿要尽可能选用符合国家标准的配方奶制品；饮奶多者、中老年人、超重和肥胖者建议选用脱脂或低脂奶，控制脂肪摄入；乳糖不耐受的人群可以食用酸奶或低乳糖奶及奶制品。

大豆包括黄豆、黑豆、青豆，其常见的豆制品包括豆腐、豆浆、豆腐干及千张等，宝塔建议每人每日摄入大豆30～50g，以能提供的蛋白质来折算，相当于80g豆腐干、120g北豆腐、240g南豆腐、650g豆浆。

坚果包括花生、瓜子、核桃、杏仁、榛子等，由于坚果的蛋白质与大豆相似，有条件的居民可以吃5～10克坚果替代相应蛋白质数量的大豆。

下面两张表（表1-10，表1-11）分别给出了乳类食物相当于100g鲜牛奶、大豆类食物相当于50g大豆的食物互换信息。例如你每次吃300g酸奶、45g奶粉、36g奶酪也相当于摄入了300g奶的主要营养成分。

表1-10 乳类食物互换表（相当于100g鲜牛奶的乳类食物）

食物名称	重量（g）*	食物名称	重量（g）
鲜牛奶	100	酸奶	100
速溶全脂奶粉	13～15	奶酪	12
速溶脱脂奶粉	13～15	奶片	25
蒸发淡奶	50	炼乳（罐头、甜）	40

来源：《中国营养科学全书》；*奶制品按照与鲜奶的蛋白质比折算。

表1-11 大豆类食物互换表（相当于50g大豆的豆类食物）

食物名称	重量（g）*	食物名称	重量（g）*
大豆（黄豆、青豆、黑豆）	50	豆腐丝	80
北豆腐	145	素鸡	105
南豆腐	280	腐竹	35
内酯豆腐	350	豆浆	730
豆腐干	110		

来源：《中国居民膳食指南》；*豆制品按照与黄豆的蛋白质比例折算。

㉕ 2007年平衡膳食宝塔的第五层有哪些食物？

宝塔的第五层包括油和盐，宝塔建议每人每日摄入烹调油不超过25g或30g，每日摄入食盐不超过6g。

烹调油包括各种植物油和动物油，其中植物油包括花生油、豆油、菜籽油、芝麻油、调和油等，动物油包括猪油、牛油、黄油等。应尽量少用动物油，食用多种植物油。烹调油要注意多样化，经常更换种类。

小贴士
- 100g腌芥菜头相当于19g盐
- 100g酱萝卜相当于18g盐
- 100g酱油相当于15g盐
- 100g榨菜相当于11g盐
- 100g黄酱相当于9g盐
- 100g腌雪里蕻相当于8.5g盐
- 100g香肠、火腿相当于4g盐

每日食盐的推荐量还包括酱油和其他食物中的食盐量，如果做菜时加入了酱油和酱类或吃了咸菜，就应相应减少食盐的用量。

㉖ 宝塔图中哪一部分表示身体活动？

过去我们常说体力活动、体育锻炼，现在新的说法是身体活动。

身体活动指日常生活、工作、出行和体育锻炼等各种消耗体力的活动，在体力付出的同时肌肉收缩，能量消耗增加。走路、骑自行车、打球、跳舞、上下楼梯、清扫房间等都是身体活动的不同形式。

在慢性疾病逐渐增多的今天，运动作为一种有效预防慢性病的方式应当引起足够的重视。新版"平衡膳食宝塔"的一个显著特点是加入了身体活动的提示，建议成年人在整个生命历程中从事适量身体活动，并且至少应保持每天相当于步行6000步的运动量。

身体活动是能量消耗的一个主要决定因素，身体活动可减少心脑血管病和糖尿病的危险，并对多种疾病有极大的好处。

27 每天的运动量该如何掌握呢？

对于不同年龄、不同身体状况的人来说，运动量的大小应该区别对待。建议每个人都要从轻度运动开始，逐渐加大运动量或延长运动时间，选择适合自己的运动方式，并长期坚持下去。

对于儿童青少年（5～18岁）来说，每天应坚持进行60分钟的中度或高强度的身体活动，这对生长发育有好处。对于18～65岁的成年人，每周至少5天、每天至少30分钟的中度身体活动；或每周至少3天、每天至少20分钟的高强度的身体活动都有利于保持身体健康。而对于65岁以上的老年人来说，要考虑到活动强度和活动方式的适宜性，借鉴成年人的身体活动推荐量来维持健康的身体状态。

28 如何判断自己的运动是否是中度身体活动呢？

活动的强度依不同的人而有所不同，比如同样是快走，对于经常大量运动的人来说可能还不到中度身体活动的水平，但是对于很少运动的人来说可能就是中度甚至高强度的身体活动了。

下面教给大家一个简单的方法来大致判断一下自己的身体活动水平。利用公式"220-年龄=最高心跳值"计算出您的最高心跳值，运动约10分钟后，计算一下自己一分钟的心跳数，如达到最高心跳值的50%～69%，那么您所作的运动对于您来说就可以算是中度身体活动。

29 宝塔图关于多饮水的提示在哪里？

宝塔给出了多饮水的提示，非常形象地由一个手捧水杯的小水滴来表示。

一个成年人每天从食物中平均摄入1000毫升的水，从饮料和喝水中补充1200毫升水，人体代谢过程中约产生300毫升水。因此平均每人每天约需要2500毫升水。

处在不同季节、气候、工作性质、性别、年龄、体重的人，对于水的需求不同。水虽然是人体必需，但过量饮水也会增加身体负担，甚至引起水中毒。因此，每个人都应根据自己的情况合理、适量地饮水。

一般情况下，建议在温和气候条件下生活的轻体力活动的成年人每日至少饮水1200毫升（约6杯）。在高温环境下劳动或运动的人，容易通过汗液的大量流失丢失身体里的水分和电解质；根据个人的体力负荷和热应激状态，他们每日的液体需要量为2~16升。身体活动水平较高或暴露于特殊环境下的个体，如运动员、农民、军人、矿工、建筑工人、消防队员等，应特别注意考虑增加补水量，同时需要考虑补充淡盐水。

30. 如何判断自己的能量水平？

"平衡膳食宝塔"给出的各类食物建议摄入量是否适用于所有的人呢？

宝塔给出的每人每日各类食物适宜摄入量范围是基于一个大的人群而言的，在实际应用时应根据每个人的年龄、性别、身高、体重、劳动强度、季节等实际情况进行适当调整。比如年轻人、身体活动强度大的人需要的能量高，可以适当多吃些主食；老年人、活动少的人需要能量少，因此可少吃些主食。

能量是决定食物摄入量的主要因素，对于健康成年人，体重则是判断能量平衡的最好指标。每个人可以根据自己体重的变化适当调整食物的摄入量，尤其是能量较高的食物。那么，不同个体的能量需要情况是怎样的呢？

表1-12　中国成年人的平均能量摄入水平（kcal）（修正值）

	城市		农村	
	男	女	男	女
18~59岁	2200	1800	2600	2200
60岁及以上	2000	1600	2400	2000

来源：《中国居民膳食指南》。

31. 如何根据自己的能量水平选择食物摄入量？

表1-12可以作为选择能量摄入水平的参考，但是在实际应用时每人要根据自己的生理状态、生活特点、体力活动程度及体重情况进行调整。

选择了自己的能量水平，那么如何选择食物的摄入量呢？表1-13按照7个能量水平分别建议了10类食物的摄入量，您可根据自己的能量需要，选择适合自身的食物摄入量。

表1-13 按照7个不同能量水平建议的食物摄入量 *（g/d）

能量水平(kcal)	1600	1800	2000	2200	2400	2600	2800
谷类	225	250	300	300	350	400	450
大豆类及坚果	30	30	40	40	40	50	50
蔬菜	300	300	350	400	450	500	500
水果	200	200	300	300	400	400	500
肉类	50	50	50	75	75	75	75
乳类	300	300	300	300	300	300	300
蛋类	25	25	25	50	50	50	50
水产品	50	50	75	75	75	100	100
烹调油	20	25	25	25	30	30	30
食盐	6	6	6	6	6	6	6

来源：《中国居民膳食指南》；*建议量均为食物可食部分的生重。

32 每天都要达到宝塔建议的种类和摄入量吗？

平衡膳食宝塔不是固定不变的，而是针对每一个人的宝塔，是一个可以灵活运用的宝塔。

它所建议的各类食物摄入量是一个平均值和比例，每天的膳食中应当包括宝塔中的各类食物，各类食物的比例也应当基本上与宝塔一致。当然，我们的日常生活中不需要每天都按着宝塔规定的吃，正如我们前面说的每个人的需要不一样，喜好也不一样，重要的是只要我们在一段时间内能达到宝塔各层食物的种类和大致比例就可以了。

平衡膳食宝塔是为了改善我国居民的营养状况提出的理想模式，是一个榜样，我们应当把它当作努力的目标，争取达到。

第二篇　我了解我认识我平衡我膳食

食物多样，谷类为主，粗细搭配

1 多样化食物指的是什么？

我们经常说食物多样化，而世界上食物千千万万，到底应该怎么理解呢？新版中国居民膳食指南告诉我们，多种食物应包括以下五大类：

谷类及薯类

谷类食物指米、面、杂粮等；薯类包括土豆、白薯、木薯等。这些食物主要提供碳水化合物、蛋白质、膳食纤维及B族维生素。

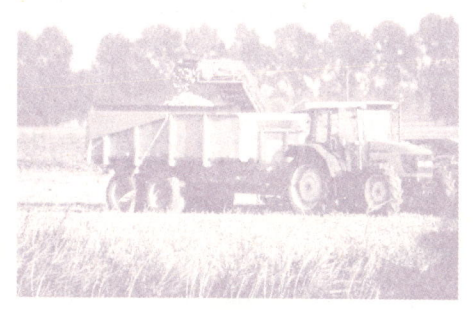

动物性食物

包括鱼、肉、奶、蛋、虾、贝等，主要提供蛋白质、脂肪、矿物质、维生素A、B族维生素和维生素D。

豆类和坚果

包括大豆、其他干豆制品、花生、核桃、杏仁等，可提供蛋白质、脂肪、膳食纤维、矿物质、B族维生素和维生素E。

蔬菜、水果和菌藻类

主要提供膳食纤维、矿物质、维生素C、胡萝卜素、维生素K及有益健康的植物化学物质。

纯能量食物

包括动植物油、淀粉、食糖和酒类，主要提供能量，动植物油还可以提供维生素E和必需脂肪酸。

❷ 怎样理解"没有不好的食物，只有不合理的膳食"？

人要从每天吃的食物中获取营养物质，人体必需的营养素有40多种，而各种营养素的需要量又各不相同，并且每种天然食物中营养成分的种类和数量也各有不同，所以必须由多种食物合理搭配才能组成平衡膳食。

食物各有其营养优势，本身没有好坏之分，但如何选择不同种类和数量来搭配膳食却是一个科学问题。食物量的概念很重要，比如说肥肉的主要营养成分是脂肪，还含有胆固醇，对于能量不足或者能量需要较大的人来说是一种很好的食物，但对于已经能量过剩的人来说却是不应选择的食物。

如何使从食物中获取的营养成分既满足需要又不至于过量呢？中国居民平衡膳食宝塔提出的五大类食物要合理搭配，这才是符合我国居民营养需要的平衡膳食模式。

值得注意的是，这里所说的食物是指那些天然的、自然的食物，而不是指糖果、巧克力、果冻、碳酸饮料等食物。

❸ 你知道食物多样化有助于摄入植物化学物质吗？

研究显示，在众多植物性食物中发现了许多营养素以外的其他成分，其中一些已被确定具有一定的生物活性，可在预防心血管疾病和癌症等慢性疾病中发挥有益的作用，这些成分被通称为植物化学物质。

实验证明，经常食用西兰花、卷心菜等十字花科蔬菜的人群中，胃癌、食管癌及肺癌的发病率很低。几乎所有的植物性食物都含有黄酮类化合物，这种物质被证明有抗氧化、抗过敏、消炎等作用，有利于高血压等慢性病的预防。

随着科学的发展，新的植物化学物质和新的生物活性物质还将不断被发现，因此只有摄取多样化的膳食才能获得更多的对健康有益的植物化学物质。

❹ 谷类食物的营养特点有哪些？

谷类食物是世界上大多数国家传统膳食的主体，在膳食中占有重要地位。我国居民膳食中50%~70%的能量、55%的蛋白质、一些矿物质及B族维生素主要来源于谷类食物。

⊙ 谷类食物中的碳水化合物含量最高，其中大米和小麦面粉较高。谷类碳水化合物主要是淀粉，利用率也比较高，是人类最理想、最经济的能量来源。

⊙ 谷类食物中的蛋白质含量一般在8%~12%之间，其中燕麦含量较多，稻米和玉米含量较低。一般谷类蛋白质的必需氨基酸组成不平衡，赖氨酸含量少，苏氨酸、色氨酸、苯丙氨酸及蛋氨酸含量偏低，营养价值低于动物性食品，但是由于谷类食物在膳食中所占比例较大，因而仍是蛋白质的重要来源。

⊙ 谷类食物中的脂肪含量较低，玉米和小米中脂肪含量稍高，且多为不饱和脂肪酸。

⊙ 谷类是B族维生素的重要来源，其中维生素B_1、维生素B_2和烟酸较多。在小米和黄米中，还含有少量的胡萝卜素和维生素E。谷类加工的精度越高，维生素损失越多。

⊙ 谷类食物中的矿物质主要是磷和钙，此外还含有较多的镁，铁的含量则不高。粗粮中的矿物质含量较细粮高。

⑤ 常见的谷类食物有哪些？

谷类食物主要包括稻米、小麦、小米、玉米等，其中以稻米和小麦为主。

稻米

与其他谷类蛋白质相比，稻米的蛋白质生物效价和蛋白质功效比值都较高。从营养角度看，糙米或低精度的大米优于高精度大米。

小麦

小麦加工成面粉后，B族维生素和维生素E会有损失，并且麦麸中的膳食纤维也无法保住，加工精度越高的精面粉，营养素损失也越多。推荐全麦食品或直接用麦粒煮粥。

小米

营养素含量较大米多，尤其是B族维生素、维生素E、钙、磷、铁、硒等。黄小米还含有少量胡萝卜素。但小米蛋白质中赖氨酸含量较少，宜与大豆类食物搭配食用。

玉米

含有的谷胱甘肽、维生素E、镁和硒均有防治癌症的作用；胚尖中的大量维生素E和不饱和脂肪酸可起到美容作用；玉米须可利尿、降压、助消化；玉米中的烟酸不能被人体吸收利用，加入少量小苏打或食碱能提高烟酸的吸收利用率；玉米油是优质食用油。

燕麦

燕麦的蛋白质中含有人体需要的全部必需氨基酸；燕麦的脂肪中含有大量的亚油酸，消化吸收率也较高，是预防动脉硬化、高血压、冠心病的理想食品。

❻ 什么是精制粮？

精制粮是指碾磨加工程度高的各类粮食。以大米为例，精白米是谷粒经过多次碾磨加工，大部分谷皮、胚芽被弃掉，仅剩下胚乳部分。糙米被加工的精度越高，B族维生素、无机盐和膳食纤维的损失率就越高。

当前粮食供应充足，人们的生活水平不断提高，越来越多的人喜欢吃白米、白面。但是从米面加工精度的营养素损失的角度考虑，为保留各种营养成分，加工精度不宜过高。目前，部分加工精度高的精制粮产品开始进行了营养强化，如在面粉中添加B族维生素、钙、铁等，这种方法从一定程度上弥补了加工过程中营养素的损失，消费者可根据自身的营养需求来选择。

❼ 什么是粗粮和杂粮？

人们习惯把标准米、标准面这类碾磨程度不高的粮食称为粗粮，也有人将杂粮和加工精度低的米面统称为粗粮，如玉米、小米、高粱、荞麦、红薯、赤豆、绿豆、豌豆等。

小米、玉米等谷类杂粮与大米、小麦相比含有丰富的营养成分，而且粗粮在加工过程中可以减少营养物质的损失。另外，面粉或大米的蛋白质中赖氨酸含量较低，而豆类中的含硫氨基酸较低。如果将两者混合食用，可以使其中所含的氨基酸互补不足，更接近人体的需要，提高营养价值。我们知道，绿豆、红豆等杂豆类还各有自身独特的保健功效，建议经常吃。

❽ 吃粗粮有什么好处？

随着生活水平的提高，人们多以精制米面为主食，而冷落了各类粗粮。殊不知，粗粮还有以下特殊的作用：

营养素损失少

粗粮的蛋白质、维生素B_1、维生素B_2、铁的含量都高于精制粮。长期摄入加工过精的米面并且摄入其他食物的种类较少时，容易造成维生素和矿物质的缺乏，尤其是维生素B_1严重缺乏可出现"脚气病"。

膳食纤维含量高

膳食纤维可以减少高血脂，预防便秘、肠癌、痔疮、糖尿病的发生；而粗粮是膳食纤维的良好来源。

有利于防治高血糖

在主食摄入量一定的前提下，每天食用至少85g的全麸谷类食物能减少多种慢性疾病的患病危险，并且有助于控制体重。建议每天最好能吃50g以上的粗粮。

有利于咀嚼器官的健康

精制粮口感松软，几乎不用费力咀嚼，经常吃些粗粮可以增强颌面部的发育和牙周组织的功能和抗病力，延缓牙齿及牙周组织的衰老。

⑨ 粗粮吃得越多越好吗？

随着营养学家和媒体的呼吁，有的居民开始认识到粗粮的益处，粗粮主食出现在家家户户的餐桌上；但是往往走向了另一个极端，那就是把粗粮当成养生法宝，每天只吃粗粮不吃细粮。

其实，粗粮吃得过多也是不利于健康的。在粗粮加工不充分时，因为五谷杂粮的粗糙外皮很坚硬，一般不容易消化；而且粗粮吃的过多还会影响人体对钙、铁、锌等矿物质的吸收；没有得到充分加工的粗粮食品，其营养成分只能很少被人体吸收。因此，粗粮的食用有学问，应当将粗粮作为细粮的补充食物，两者搭配着吃，不要过分迷恋吃粗粮。

⑩ 主食为什么要做到粗细搭配？

我们经常说的粗细搭配含有两层意思：一是要适当多吃一些传统上的粗粮，即相对于大米、白面这些细粮以外的谷类及杂豆，包括小米、高粱、玉米、荞麦、燕麦、薏米、红小豆、绿豆、芸豆等；二是目前谷类消费的主体是加工精度高的精米、白面，要适当

> **小贴士**
> **限制氨基酸**
> 　　食物蛋白质中一种或几种必需氨基酸含量相对较低，导致其他氨基酸在体内不能被充分利用而使蛋白质营养价值降低，这些含量较低的氨基酸称为限制性氨基酸。

增加一些加工精度低的米面。

不同种类的粮食及其加工品合理搭配，可以提高营养价值。例如谷类蛋白质中赖氨酸含量低，豆类蛋白质中富含赖氨酸，若将谷类和豆类混合食用，他们各自的限制性氨基酸正好互补，从而大大提高了蛋白质的生理功效。相对于大米白面，其他粗粮中的膳食纤维、B族维生素和矿物质的含量要高得多。粮食在经过加工后往往会损失一些营养素，特别是膳食纤维、维生素和矿物质，而这些营养素和膳食成分也正是人体容易缺乏的。另外要注意粗细搭配，适当多吃粗粮有利于避免肥胖和糖尿病等慢性疾病。

> **小贴士**
> **蛋白质的互补作用**
> 　　植物蛋白质中必需氨基酸的含量和组成比例与人体需要相比总有些不足，把植物性食物互相搭配，取长补短，可使氨基酸构成接近人体需要，提供食物蛋白质的营养价值。这种食物搭配的效果叫作蛋白质的互补作用。各种食物合理搭配是一种既经济实惠，又能有效提高蛋白质营养价值的有效方法。

⑪ 平衡宝塔对谷类食物的每日摄入量是怎么建议的？

谷类食物位居平衡膳食宝塔的底层，在膳食摄入中占有重要地位。对一般健康成年人而言，宝塔建议谷类食物的摄入量为每人每天300~500g，这个量是面粉、大米、玉米等各类粮食的总和。

值得注意的是，建议摄入量只是一个平均值，实际应用时要根据个人的年龄、性别、身高、体重、劳动强度、季节等情况适当调整。年青人、劳动强度大的人应适当多吃些主食；年老的、活动少的人需要能量少，可少吃些主食。

> **小贴士**
> 　　全谷类制品：是指加工产品中含有整个谷粒的营养成分，并且其中的麸皮、胚芽和胚乳的相对比例与加工前相似。换言之，谷粒加工后仍应保持谷粒的营养成分，并能基本保持原有营养成分之间的比例，才称之为全谷物。

例如从事轻微体力劳动的成年男性，每天需摄入总能量约2400kcal，就需要摄入谷类400g；从事中等强度体力劳动者（如钳工、卡车司机和一般农田劳动者）每天需摄入总能量约2800kcal，就需要摄入谷类500g；不参加劳动的老年人平均每天约需能量1800kcal，可摄入谷类300g。一般来说，女性比男性的食量小，能量需要低一些，谷类食物摄入量也应相应减少。

⑫ 如何科学选择主食？

生活中，我们选择谷类食物时，既要保证每天主食的摄入量，又要注意摄入的科学性。

总的来说可用"三化"来概括总原则：

简单化

提倡主食应尽量简单化，就是尽量吃普通方式制作的米面食品，如米饭、面条、馒头、稀粥等，少吃那些制作精细、加过多的糖、油和调味品的点心。应当说明的是，方便食品和洋快餐虽然食用方便，但并不是我们提倡的简单化，因为这些食物的营养结构并不均衡，不宜长期当作主食吃。

杂粮化

现在人们吃主食越来越精细，并且只吃米面，不吃其他杂粮。结果有些人因此患了营养缺乏病，还要花钱吃药和营养品来补充营养成分，实在是不划算。选择主食时应尽量做到粗细搭配，多选全谷类食物；尤其是糖尿病患者，更应选择血糖生成指数低的谷类食物，以减少血糖迅速升高造成的危险。

定量化

不管到餐馆还是在家吃饭，有的人吃菜就吃饱了，往往不吃主食。其实主食吃的过多或过少、甚至不吃都不利于健康，正确的做法是根据平衡膳食宝塔的建议，每天保证一定的主食摄入量。

⑬ 吃碳水化合物就容易发胖吗？

近年来，很多人认为富含碳水化合物的食物如米饭、面制品、马铃薯等会使人发胖，这是不正确的。

肥胖的真正原因是能量失衡，是能量摄入与消耗的不均衡造成的。在碳水化合物、蛋白质和脂肪这三类产能营养素中，脂肪比碳水化合物更容易造成能量过剩，同等重量的脂肪提供的能量大约是等量碳水化合物提供能量的2.2倍。

另外，相对于碳水化合物和蛋白质而言，富含脂肪的食物口感好，可刺激人的食欲，使人容易摄入更多。研究发现，当提供高脂肪食物时，因为好吃，受试者需要摄入较多的高脂肪食物才能满足他们的食欲；而提供高碳水化合物低脂肪食物时，则摄入较少能量就能满足食欲。因此进食富含碳水化合物的食物如米面制品，不容易造成能量过剩，不容易使人发胖。

⑭ 主食吃得越少越苗条吗?

由于米饭和面食含碳水化合物较多,这些食物在体内转变成葡萄糖进入血液循环,并生成能量,因此,有很多人为了减少高血糖带来的危害,就千方百计不吃主食或者限制主食的摄入量,尤其是那些为了追求身材苗条的女性。

前些年媒体曾报道过,美国阿特金斯教授提出低碳水化合物可快速减肥的"理论",这种减肥膳食在最初可快速减轻体重的原因是加快了体内水分的流失,其后这种膳食减少体内脂肪的作用与其他低能量膳食没有差别。同时,这种减肥膳食有更明显的副作用,可导致口臭,容易腹泻、疲劳和肌肉痉挛,更重要的是增加了患心血管疾病的危险,使糖尿病患者更容易发生并发症。

> **小贴士**
>
> **露卡素饮食**
>
> 露卡素是英文low carbs的音译,即低碳水化合物。其核心观点是摄入高蛋白、高脂肪(以肉类为代表),少吃含碳水化合物的粮食作物(以米面为代表)。这种饮食方式受到很多减肥人士的追捧,但是营养专家持反对观点,因为吃素、吃荤都不可以走极端,最理想的是"荤素搭配"。

事实上,碳水化合物是人体不可缺少的营养物质,在体内释放能量较快,也是神经系统、心脏和肌肉活动的主要能源。为了保持健康,正常人合理膳食的碳水化合物提供的能量比例应达到55%~65%。

许多人认为碳水化合物是血糖的唯一来源,殊不知,他们并不了解蛋白质、脂肪等非糖物质在体内也可转变为血糖,因此,"主食吃得越少越苗条"根本没有道理。

⑮ 什么是酸性食物和碱性食物?

在食物化学的研究中,我们可以把食物分为酸性食物和碱性食物(或称为成酸食物或成碱食物)。

分类的根据是按照食物燃烧后所得灰分的化学性质,含有磷、硫、氯元素较多的灰分溶于水后生成酸性溶液,而钾、钠、钙、镁含量较多的灰分则生成碱性溶液。这种研究主要用于评价食物的化学性质,特别是在食物矿物元素含量的测定中使用很多。另外测定食物的灰分还可用来判断一些谷类食物的加工精度。

⑯ 为什么"食物酸碱平衡论"缺乏科学依据?

近年来,一些科普文章、广播电视中广泛宣传食物酸碱平衡理论,例如"选择食物要注意酸碱平衡"、"酸性食物吃多了容易生病"等等。这些宣传在我国居民中造成了很大的影响。从营养学的角度来看，这些说法缺乏科学依据，并不值得提倡，原因如下：

定义上有错误

食物灰分与食物在体内的代谢产物是不同的，这些代谢产物有酸性、有碱性，还有很多是中性。血液的酸碱度是体内各种代谢产物综合平衡的结果，而不是由食物燃烧后剩余的几种矿物元素决定的。

血液酸碱度是稳定的

虽然食物代谢过程中不断产生酸性物质和碱性物质，但人体自身的调节会保障血液的酸碱平衡，一般不会因摄入的食物而改变，除非是在疾病状态下。吃酸性食物血液就变成酸性、吃碱性食物血液就变成碱性的说法是缺乏科学依据的。

酸碱性与健康没有证据

"食物酸碱平衡论"宣传"谷类、肉类、鱼和蛋等酸性食物摄入过多可导致酸性体质，引起高血压、高血脂、糖尿病、肿瘤等慢性病的发生；蔬菜水果属于碱性食物，能够纠正酸性体质，防治慢性疾病"。

实际上，蔬菜水果能够预防慢性病的发生并不是什么碱性起作用，而是因为蔬菜水果提供较低能量，且富含维生素、矿物质、膳食纤维以及对健康有益的植物化学物质。请大家想一想，如果纠正"酸性体质"就可以预防慢性病，那么每天喝小苏打不就可以了吗？

《中国居民膳食指南》强调"食物多样，谷类为主，粗细搭配"，建议"每天吃奶类、大豆或其制品"，还提出"常吃适量的鱼、禽、蛋和瘦肉"，都是根据近年营养学的研究成果，为改善中国居民营养状况而提出的膳食措施，这才是科学的。所以，我们不提倡"食物酸碱平衡论"，而是大力倡导平衡膳食的原则。

多吃蔬菜水果和薯类

⑰ 什么是膳食纤维？

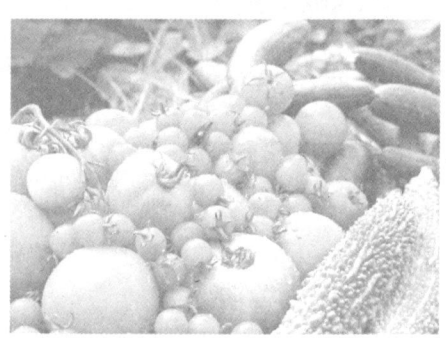

膳食纤维是人体必需的膳食成分，它虽然不能被消化吸收，但在体内具有重要的生理作用，具有预防便秘、血脂异常、糖尿病的作用，有益于肠道的健康。

膳食纤维在植物性食物中含量丰富（表2-1），由于加工方法、食用部位及品种不同，膳食纤维含量也不同，例如胡萝卜、芹菜、荠菜、菠菜、韭菜所含的膳食纤维高于西红柿、茄子、菠萝、草莓、荸荠高于香蕉、苹果。

同种蔬菜或水果的边缘表皮的膳食纤维高于中心部位，所以人们吃未受污染的蔬菜水果时，应尽可能将果皮与果肉同食。我国建议正常成年人每天摄入膳食纤维25～30g。

表2-1 常见蔬菜和水果中的膳食纤维（以每100g可食部计）

食物名称	膳食纤维（g）	食物名称	膳食纤维（g）	食物名称	膳食纤维（g）
大白菜（白口）	1	芭蕉	3.1	松蘑(干)[松口蘑,松茸]	47.8
大白菜（青口）	1.8	香蕉[甘蕉]	1.2	草菇	1.6
油菜	2	蜜桔	1.4	黄蘑(干)	18.3
韭菜	3.3	柿	1.4	金针菇	2.7
番茄	1.9	紫葡萄	1	木耳(干)[黑木耳,云耳]	29.9
辣椒（青，尖）	2.5	鲜枣	1.9	香菇[香蕈,冬菇]	3.3
藕	2.6	桃	1.3	香菇[香蕈,冬菇]	31.6
豆角	2.1	鸭梨	1.1	银耳[白木耳]	30.4
毛豆	4	梨	3.1	榛蘑(干)	10.4
扁豆	4.4	红富士苹果	2.1	海带(干)	6.1
四季豆	4.7	苹果	1.2	紫菜(干)	21.6
黄豆芽	3.6	柚[文旦]	0.4	蘑菇(干)	21

来源：《中国食物成分表2002》、《中国食物成分表2004》。

⑱ 你了解蔬菜的分类吗？

蔬菜所含的水分多、能量低，富含植物化学物质，是微量营养素、膳食纤维和天然抗氧化物的重要来源。蔬菜可分为6类，这几类蔬菜所含的营养成分不同，差异也较大。

叶菜类

包括菠菜、芹菜、大白菜、卷心菜、油菜、韭菜、空心菜、莴苣菜、茼蒿菜、苋菜、香菜、蒜苔、香椿等，是胡萝卜素、维生素B_2、维生素C和矿物质及膳食纤维的良好来源，同时还含有丰富的叶绿素。十字花科蔬菜（如甘蓝、菜花、卷心菜等）含有植物化学物质如芳香性异硫氰酸酯，它是一种抑癌成分。

根茎类

包括胡萝卜、萝卜、洋葱、土豆、山药、莲藕、荸荠、芋头、百合、竹笋、芦笋、大葱、大蒜、生姜等。不仅含有较多的淀粉、矿物质、微量元素，而且含有一般食物较少含有的木质素，可以起到抑制癌细胞增殖的作用。根茎菜最大的优点是不易被农药污染。

瓜茄类

包括番茄、辣椒、甜椒、茄子、冬瓜、南瓜、丝瓜、黄瓜、苦瓜、西葫芦等。瓜茄类水分高，营养素含量相对较低。南瓜、番茄和辣椒中胡萝卜素含量较高，番茄是维生素C的良好来源，辣椒中富含硒、铁和锌等。

鲜豆类

包括毛豆、豇豆、四季豆、扁豆、豌豆等。与其他蔬菜相比，鲜豆类营养素含量相对较高，还含有丰富的钾、钙、铁、锌、硒等。

菌藻类

如口蘑、香菇、木耳、酵母和紫菜等含有蛋白质、多糖、胡萝卜素、铁、锌和硒等矿物质，在海产菌藻类（紫菜、海带）中还富含碘。

水生类

水生蔬菜中菱角和藕等碳水化合物的含量较高。

⑲ 吃蔬菜对健康有什么好处？

蔬菜所含的水分多、能量低，富含各种维生素和矿物质，是胡萝卜素、维生素B_2、维生素C、叶酸、钙、磷、钾、铁的良好来源,还是膳食纤维、植物化学物质和天然抗氧化物的重要来源。新鲜蔬菜和水果一起被公认为最佳的防癌食物。

研究表明,每天摄入蔬菜水果可降低高血压、心血管疾病、2型糖尿病的患病风险,还可以防治便秘。下面表格给出了富含维生素C、胡萝卜素的蔬菜(表2-2、表2-3)。

表2-2 富含维生素C的蔬菜(以每100g可食部计)

蔬菜名称	维生素C(mg)	蔬菜名称	维生素C(mg)
辣椒(红,小)	144	甜椒(柿子椒)	130
彩椒	104	萝卜缨(白)	77
芥兰(甘蓝菜)	76	芥菜(大叶)	72
油菜薹	65	小白菜	64
羽衣甘蓝	63	菜花	61
辣椒(青,尖)	59	苦瓜(凉瓜,癞瓜)	56
西兰花	56	豆瓣菜	52
香菜	48	苋菜(绿)	47
水萝卜	45	芦笋	45

来源:《中国食物成分表2002》、《中国食物成分表2004》。

表2-3 富含胡萝卜素的蔬菜(以每100g可食部计)

蔬菜名称	总胡萝卜素(μg)	蔬菜名称	总胡萝卜素(μg)
豆瓣菜	9550	西兰花	7210
冬寒菜	6950	羽衣甘蓝	4368
胡萝卜	4107	芥兰	3450
薤头	3360	芹菜叶	2930
菠菜	2920	荠菜	2590
茴香	2410	小白菜	1853
蕹菜(空心菜)	1713	芥菜	1700
韭菜	1596	南瓜	1518
茼蒿	1510	苋菜	1490

来源:《中国食物成分表2002》、《中国食物成分表2004》。

20 为什么深色蔬菜的营养价值高?

科学家通过分析发现,蔬菜的营养与其颜色有关系,深色蔬菜的营养价值一般优于浅色蔬菜。

深色蔬菜指深绿色、红色、橘红色、紫红色蔬菜。这些蔬菜富含β-胡萝卜素,是中国居民维生素A的主要来源。深色蔬菜还含有其他多种色素物质,如叶绿素、叶黄素、番茄红素、花青素等。深色蔬菜中的芳香物质赋予了蔬菜特殊的色彩和香气，有特殊的活性作用并促进食欲。

同类蔬菜由于颜色不同，营养价值也不同，如红心山芋中的胡萝卜素是白心山芋的3~4倍。同一颗菜的不同颜色、不同部位，其营养价值也不同，如颜色较绿的芹菜叶中的维生素高于颜色较浅的芹菜茎。

> **小贴士**
> ⊙ 常见的深绿色蔬菜：菠菜、油菜、芹菜叶、蕹菜（空心菜）、莴笋叶、芥菜、西兰花、西洋菜、小葱、茼蒿、韭菜、萝卜缨等。
> ⊙ 常见的红色橘红色蔬菜：西红柿、胡萝卜、南瓜、红辣椒等。
> ⊙ 常见的紫红色蔬菜：红苋菜、紫甘蓝、蕺菜等。

21 蔬菜怎样吃才不会损失营养素？

前面提到一个人每天要吃大量蔬菜来满足机体需要，而吃蔬菜的方法不当也会影响到蔬菜中营养素的利用，那么蔬菜应该怎样吃才合理呢？

先洗后切

水溶性维生素和无机盐等营养素存在于蔬菜组织或汁液中，如果蔬菜切好后再洗，水溶性营养成分就会溶解于水中。另外蔬菜经刀切后，暴露在空气中容易被氧化和光解，而且时间越长，营养成分损失越大。

急火快炒

是蔬菜尤其是绿叶蔬菜最佳的烹调方式，可防止维生素C的损失，并且防止因为蔬菜出水过多造成水溶性营养成分的丢失；同时对叶绿素破坏少，对原果胶物质的分解少。

含草酸较多的蔬菜先焯水再炒

菠菜、苋菜等除含有较多的钙外，还含有大量草酸，草酸与钙可形成不能被人体利用的草酸钙，影响体内钙的吸收。因此，烹调这类蔬菜前，应先用沸水短时间焯一下，让草酸溶于水中，如果同时加入少量食盐更有助于保持蔬菜中的营养成分。

含胡萝卜素的蔬菜用油炒过后食用

胡萝卜素属于脂溶性物质，在人体内的消化吸收率与油脂有很大关系。例如用油烹制胡萝卜后，胡萝卜素的消化吸收率比生吃胡萝卜高9倍。但是烹调时不要放醋，以免破坏胡萝卜素。

不吃剩的蔬菜

新鲜蔬菜应烹调后就吃，争取一餐吃完。反复加热会失去蔬菜的营养价值。另外，蔬菜含有相当多的硝酸盐和亚硝酸盐，特别是韭菜、芹菜、萝卜、莴苣等，这些蔬菜过夜或重新加热时，硝酸盐可以被细菌作用还原成亚硝酸盐，造成身体的不适。

22 干菜能代替新鲜蔬菜吗？

干菜是采用自然晾晒或者将新鲜蔬菜加热后晾晒、阴干，使蔬菜脱水制作而成。

许多蔬菜如萝卜、茄子、豆角、大白菜等都可加工成干菜。由于去除了蔬菜中的大量水分，干菜的保存更为方便，深受一些消费者的欢迎。许多人认为干菜本身就是蔬菜加工而成的，吃干菜就相当于吃蔬菜了。

其实，干菜在制作的过程中，许多重要的营养素尤其是维生素C被破坏较多。干菜并不能代替新鲜蔬菜，新鲜蔬菜的营养价值才最好。在过去经济不发达的地区，老百姓制作干菜很大程度上是为缺少蔬菜的冬天做储备，但是随着经济和贸易的发展，我国大部分地区现在一年四季都有新鲜的蔬菜供应，建议人们尽量选择吃新鲜的蔬菜。

23 咸菜和酸菜吃多了好不好？

许多咸菜和酸菜如腌雪里蕻、酸白菜，由于口味独特，制作出的菜肴颇具特色，受到很多人的青睐。偶尔吃一些咸菜和酸菜，调换一下口味未尝不可，但是吃多了对健康就会有不利影响。

首先，咸菜和酸菜在加工过程中都要放入大量的盐，因此造成钠的含量非常高，如果吃得过多，会增加患高血压等疾病的风险。

其次，咸菜和酸菜在腌制过程中会产生大量的亚硝酸盐，而亚硝酸盐对人体健康有害，它可使血液失去携带氧气的能力。

再次，白菜腌制成的酸菜中含有大量的草酸和钙，食用后经肾脏浓缩形成草酸钙结晶，容易形成尿路结石。

24 什么是"无公害蔬菜"？

"无公害蔬菜"是指产地环境、生产过程和产品质量符合国家有关标准和规范的要求，经认证合格并允许使用无公害农产品标志的未经加工或者初加工的蔬菜。无公害蔬菜是集安全、优质、营养为一体的蔬菜的总称。

安全

主要指蔬菜不含对人体有毒、有害的物质，或将有毒、有害物质控制在安全标准以下，从而对人体健康不产生危害。具体讲要做到"三个不超标"：农药残留不超标、硝酸盐含量不超标、"三废"等有害物质不超标。

优质

指蔬菜的质量。个体整齐，发育正常，成熟良好，质地、口味俱佳，新鲜、无病虫危害，净菜上市。

营养

指蔬菜的内含品质。蔬菜的营养高低主要依据各种蔬菜的品质特性和膳食纤维、维生素和矿物元素的含量来评价。

25 你吃过彩色蔬菜吗？

多色彩的马铃薯、红色的大菜花、黄色的柿子椒，这些五颜六色的蔬菜你吃过吗？

这些彩色蔬菜是科学家通过改变植物基因的方法研究培育出的新型蔬菜，我国市面上常见的彩色蔬菜品种有孢子甘蓝、杭椒、翡翠甘蓝、紫甘蓝、京水菜等。和一般蔬菜相比，由于富含营养素、色彩鲜艳、可增加食欲并有食疗作用而备受欢迎。此外，彩色蔬菜在本地种植的时候病虫害较少，化学肥料施用较少，食用起来较放心，但是价格通常是普通蔬菜的几倍以上。

对于彩色蔬菜的食用还存在争议。因为彩色蔬菜在培育生产过程中存在着基因变异，长期来看，其安全性还很难检测。虽然这种蔬菜的营养素含量更高，但这很可能对人体没有太多的意义，因为涉及人体是否需要以及是否可以吸收的问题。

26 你了解野菜的家族吗？

俗话说"家菜不如野菜香"，现在许多野菜已经端上人们的餐桌。我国野菜种类多达300余种，下面介绍几种常见的野菜及其营养特点：

蘑菇类

味道鲜美，营养丰富，含有蛋白质、糖类、脂肪、膳食纤维，还含有钾、磷、钙、铁等矿物质及大量B族维生素和维生素C。

蕨菜

又名龙头菜，鲜嫩滑爽，营养价值很高，含有的多种维生素和矿物质是一般栽培蔬菜的几倍至十几倍。

苦菜

含蛋白质、脂肪、维生素，有消炎解毒作用，可洗净蘸酱生食或做汤喝。

马齿苋

含维生素B_6、胡萝卜素、草酸、膳食纤维及钙、碘等，可做汤、粥或凉拌。

荠菜

可食部为嫩茎叶，味道清香鲜美，可作菜馅或豆腐羹、炒肉丝、做汤。

莼菜

又名马蹄菜，含蛋白质、脂肪、糖等成分，可做汤食用。

竹笋

按出土时令分春笋、夏笋、冬笋等，营养丰富，含人体所需的多种氨基酸。

> **小贴士**
>
> **吃野菜要适量**
> 　　野菜虽然味道鲜美，但是不宜多吃。
> 　　因为部分野菜含有对人体有害的物质，如单宁、生物碱、皂苷、硝酸盐、重金属等，经常吃或过量吃可能发生中毒。此外，大部分野菜味苦性凉，具有解毒败火等功能，过量食用可损伤脾胃。建议适量食用。

27 你知道今天吃什么蔬菜吗？

面对市场上多种多样的蔬菜，家庭主妇难免感到困惑，今天该吃什么菜？怎样让蔬菜为健康服务？下面教你几个秘诀：

菜要选新鲜的

蔬菜要选新鲜和应季的，储存时间不要过长，防止营养物质流失。

吃蔬菜要变换花样

在条件允许的情况下，尽可能做到蔬菜多样化，可以制定一个蔬菜食用计划，例如周一吃油菜、周二吃茼蒿、周三吃茄子等。

干菜、咸菜和泡菜要少吃

干菜、咸菜和泡菜不但有营养素的损失，有的还会产生不利于健康的物质，如果特别想吃，建议少吃。

时令蔬菜要首选

目前，关于反季节蔬菜的安全性和营养价值有一些争议，而选择时令蔬菜、吃本地菜是更好的选择。

每天蔬菜量要足

新版中国居民平衡膳食宝塔建议，成年人每天应摄入300~500g蔬菜，深色蔬菜要占一半；还建议吃一些十字花科蔬菜、菌藻类食物。

28 你了解水果的分类吗？

常见的水果有以下几类：

仁果类

植物学上多属于蔷薇科，果芯中有多粒种子，如苹果、梨、木瓜、山楂和海棠等。

核果类

植物学上也多属于蔷薇科，果实外层是果皮，中层是肉质食用部分，内层是木质化的核，如桃、杏、李、梅、樱桃、枣等。

浆果类

果实小、多汁、多浆，如葡萄、草莓、猕猴桃、沙棘、石榴、树莓、桑葚等。

柑橘类

果实外皮为革质，中果皮较疏松，内果皮多形成囊瓣，如橙、柚、柑橘、柠檬等。

亚热带和热带水果

如香蕉、菠萝、芒果、榴莲、椰子、番石榴、荔枝、杨桃等。

瓜果类

可作为水果食用的瓜类植物，如西瓜、香瓜、哈密瓜、黄金瓜等。

29 你知道水果的营养特点吗？

喜欢吃水果的人，是不是应该了解一下水果的营养特点呢？多数新鲜水果含水分85%~90%，是维生素C、胡萝卜素以及B族维生素、钾、镁、钙和膳食纤维的重要来源。

红色和黄色水果如芒果、柑橘、木瓜、山竹、沙棘、杏、刺梨中的胡萝卜素含量较高;枣类、柑橘类和浆果类中的维生素C含量较高;香蕉、黑加仑、枣、红果、龙眼等含钾较高;成熟水果的营养成分比未成熟水果高。

水果中含有的碳水化合物比蔬菜多,主要以双糖或单糖形式存在,如苹果和梨以果糖为主,葡萄、草莓以葡萄糖和果糖为主。水果中的果酸、柠檬酸、苹果酸等有机酸含量比蔬菜多,能增进食欲和促进消化;有机酸对维生素C的稳定性还有保护作用。水果中丰富的膳食纤维能促进肠道蠕动;富含的果胶具有降低胆固醇的作用,有利于预防动脉粥样硬化,还能促进体内有害重金属的排出。

此外,水果含有的黄酮类物质、芳香物质、香豆素、D-柠檬萜等植物化学物质具有特殊的生物活性,对人体健康有益。

> **小贴士**
> **每天吃多少水果合适?**
> 中国居民平衡膳食宝塔建议健康成年人每天吃水果200~400g（2两至4两),相当于1个中等大小的苹果或者梨、香蕉的量。
> 水果并不是吃得越多越好,例如杏、李子吃多了会对人体造成伤害,荔枝吃多了会出现低血糖反应,柿子吃多了易引起便秘,香蕉、梨、西瓜等吃多了易引起腹泻。

30 你知道哪些水果含糖量高吗?

多数水果中所含的碳水化合物是葡萄糖、果糖和蔗糖等糖类,因此我们在吃水果时,总是感到甜滋滋的。健康人可以天天吃,控制总量就行了,可是有些患病的人（例如糖尿病患者)就要十分注意了,水果含糖量的高低直接关系到他们的健康。

我们平时常吃的水果中,含碳水化合物在10%以上的有枣、香蕉、柿子、桂圆、荔枝、苹果、猕猴桃等。各类水果的碳水化合物含量见表2-4。

表2-4 各类水果的碳水化合物含量（每100g可食部）

水果名称	碳水化合物（g）	水果名称	碳水化合物（g）
枣	28.6	椰子	26.6
红果	22.0	香蕉	20.8
海棠果	17.4	柿	17.1
桂圆	16.2	荔枝	16.1
甘蔗汁	15.4	无花果	13.0
金橘	12.3	苹果	12.3
中华猕猴桃	11.9	柑橘	11.5
桃	10.9	橙	10.5
鸭梨	10.0	樱桃	9.9

续表

水果名称	碳水化合物（g）	水果名称	碳水化合物（g）
葡萄	9.9	菠萝	9.5
柚	9.1	蜜橘	8.9
杏	7.8	梨	7.3
芒果	7.0	草莓	6.0

来源：《中国食物成分表2002》。

31 什么时候吃水果比较好？

关于吃水果，有的人喜欢在饭前，有的人喜欢在饭后，有的人还喜欢在两餐之间当零食吃。到底什么时候吃水果比较好？当前广为流传一句话"上午的水果是金，中午到下午3点是银，3点到6点是铜，6点之后的则是铅"，对此应该怎么理解呢？

饭前空腹吃水果不科学。理由是苹果、橘子、葡萄、桃、梨等水果中含有大量的有机酸，会刺激胃壁黏膜，对胃的健康不利。尤其是空腹吃柿子容易导致结石的发生。

饭后吃水果也不提倡，因为吃饱饭后，食物进入胃内需要经过1~2小时的消化，才缓慢从胃中排出，如果饭后立即吃进很多水果，会被食物阻滞在胃内，引起腹胀、腹泻或便秘等症状，天长日久，消化功能就会紊乱。

吃水果比较合适的时间应该在两餐之间，如上午9至10时、下午3至4时。如果您的进餐时间不规律，可尽量将吃水果的时间掌握在饭前1小时或饭后2小时内。尤其是早餐与午餐之间吃一些水果可以缓解饥饿，保持整个上午精神饱满。

笔者认为，什么时候吃水果并非那么绝对，可以因人而异，因心情、因时间而定。比如对于一个想控制体重的健康人，就可以在餐前吃水果（柿子除外），有利于控制进餐总量，避免吃别的食物过多。对于儿童青少年，建议饭前不要吃，因为会影响正餐的食欲，经常不好好吃正餐就会影响生长发育。

32 老年人和婴儿怎么吃水果？

人人都可以享受水果的美味，对于老年人和婴儿也是办法多多：

⊙ 多数老年人牙齿松脱，难以直接食用质地较硬的水果如苹果、梨、菠萝等，可榨取果汁、煮果水或者吃果泥。患有某些慢性病的老年人食用水果要慎重，如糖尿病病情未稳定时不宜食用水果；患肥胖病、高脂血症者应少吃或有选择性地食用；有胃病的人不宜食用桃、李等水果；胃肠虚寒者不宜食用西瓜、香蕉、梨等寒凉性水果；便秘者少吃葡萄、苹果等。

⊙ 6~12个月的婴儿可以吃果汁、果水和果泥。1岁以上的幼儿可以直接吃各种水果,但每次不宜多吃,否则会造成消化吸收功能障碍。

下面介绍一下果汁、果水和果泥的制作方法:

果汁

选择新鲜、成熟的水果如柑橘、西瓜、苹果、梨等,用水洗净后去掉果皮和果核,把果肉切成小块或捣烂放入碗中,用汤匙背挤压出果汁或者用消毒纱布挤出果汁,也可用榨汁机榨取果汁。

果水

水果洗净后去果皮和果核,切成小块放入沸水中,盖锅煮3~5分钟,稍凉后饮用。

果泥

将水果洗净切开,然后用小匙在断面刮泥,最好随吃随刮,以免氧化变色。

值得注意的是,水果榨汁后,许多膳食纤维被去除了。另外,厂商生产的果汁在加工过程中会损失部分水溶性维生素,有的还加入了防腐剂、甜味剂、人工色素等。而且榨汁工具不卫生、操作不当也会使果汁受到污染。因此,老人和儿童吃果泥比喝果汁好。

33. 蔬菜和水果能互相替代吗?

水果和蔬菜都含有人体所需的维生素和矿物质,水果与蔬菜相比气味更芳香、味道更甜美,吃起来也方便,因此多数人认为,吃了水果就不用吃蔬菜了。

用水果代替蔬菜是个误区。蔬菜和水果植物种类不同,各有各的营养特点,不能互相替代。

⊙ 水果含糖多,且大多为葡萄糖、果糖和蔗糖等,摄入过多容易造成血糖波动,并且果糖在肝脏中合成脂肪使人发胖。蔬菜含糖少,多为淀粉,吃后能消化吸收,血糖波动不会很剧烈。

⊙ 水果是矿物质尤其是钾的主要来源,水果除了含维生素C多外,一般水果所含的维生素和矿物质都不如绿叶蔬菜多。吃蔬菜需要烹调,还可以从盐、植物油等调料中获得其他营养素。

⊙ 水果和蔬菜的功用各异。水果富含膳食纤维和果胶,多数水果含有有机酸、酶及一些蔬菜没有的药用成分。有的蔬菜兼有食用价值和药用价值,是水果代替不了的,如大蒜中的植物杀菌素、萝卜中的淀粉酶。

可见，水果和蔬菜各有所长，但是不能互相代替，建议尽量每天都要吃蔬菜和水果。

34 你对蔬菜、水果中的植物性化学物质知多少？

随着营养科学的发展，蔬菜、水果中的植物性化学成分正日益引起人们的关注。这些成分在预防慢性病中的作用令人瞩目。植物化学物质一般包括萜类化合物、有机硫化合物、类黄酮、植物多糖等。

植物化学物质具有多种生理功能，主要表现在以下几个方面：抗氧化作用、调节免疫力、抑制肿瘤、抗感染、降低胆固醇、延缓衰老等，因此它具有保护人体健康和预防心血管疾病、癌症等慢性疾病的作用。

萜类化合物

主要在柑橘类水果（特别是果皮精油）、食品调料、香料和一些植物油、黄豆等中含量丰富。

有机硫化合物

多存在于西兰花、卷心菜、甘蓝等十字花科蔬菜和葱、蒜中。

类黄酮

在柑橘类、苹果、梨、红葡萄、樱桃、黑莓、桃、杏等水果和胡萝卜、芹菜、西红柿、菠菜、洋葱、西兰花、莴苣、黄瓜等蔬菜，以及谷物、豆类、茶叶、葡萄酒、咖啡豆、可可豆中含量较多。

植物多糖

按其来源分为香菇多糖、银耳多糖、甘薯多糖、枸杞多糖等，在菌藻类中含量较多。

> **小贴士**
> **食物中的抗氧化因素**
> 氧化自由基理论认为，机体的炎症、癌症等病变很大程度上是体内以氧自由基形式存在的氧化剂对细胞成分的攻击造成的。
> 食物中存在的一些营养成分可清除体内游离自由基，抑制氧自由基形成，具有这类抗氧化作用的物质叫抗氧化剂。维生素A、维生素E、维生素C、硒以及众多植物化学物质均具有抗氧化的作用，这些物质多存在于新鲜蔬菜和水果等食物中。

35 蔬菜、水果为什么可以预防癌症？

新鲜蔬菜和水果已被公认为最佳的防癌食物。世界癌症研究基金会（WCRF）和美国癌症研究所（AICR）通过总结世界各国的研究材料承认了这个作用。蔬菜、水果的防癌作用是因为它们所含的营养成分如抗氧化剂、类胡萝卜素、维生素C、类黄酮类化合物、异硫氰酸盐及有机硫化物等，这些物质能使DNA免受损伤，促进其修复，减少突变。

另外，蔬菜水果富含膳食纤维，能缩短食物残渣在肠道内的通过时间，并可与潜在的致癌物结合，促进其排出，进而达到防癌目的。

36 蔬菜、水果为什么可以预防心血管疾病？

研究表明，增加绿叶蔬菜、十字花科蔬菜、薯类的摄入，可使女性冠心病发病风险降低。可见，适当多吃水果、蔬菜特别是绿叶蔬菜、富含维生素C的蔬菜和水果，可降低患冠心病的风险。

2003年世界卫生组织和联合国粮农组织（WHO/FAO）专家咨询委员会在"膳食、营养与慢性疾病预防"的报告中指出，在"防止高血压膳食方法"的研究中，增加蔬菜、水果摄入的同时降低脂肪摄入或仅增加蔬菜水果的摄入，这两种膳食模式均可有效降低血压，在群体水平上可降低心血管疾病的发病风险。

37 蔬菜、水果为什么可以控制体重及防治便秘？

蔬菜、水果富含水分和膳食纤维，体积大而能量密度较低，能增强饱腹感并降低能量摄入，有利于维持健康体重。膳食纤维还可增加粪便体积和重量，促进肠道蠕动，软化粪便，增加排便频率，降低粪便在肠道中停留的时间，可防治便秘。

研究显示，适当多吃蔬菜、水果可降低发生肥胖的危险性。《中国成人超重和肥胖症预防控制指南》建议人们注意膳食平衡，特别要增加蔬菜和水果在食物中的比例，这对预防超重和肥胖是有重要意义的。

38 薯类含有哪些主要的营养素？

薯类是含淀粉较多的块根类蔬菜，如甘薯、马铃薯、木薯和芋薯。

薯类含有抗性淀粉，食用后在胃内停留时间较长，只在大肠内被双歧杆菌、乳酸杆菌和肠球菌等益生菌发酵降解，可增强结肠运动功能，防治便秘。因此，人们吃薯类食品后，饱腹感增强，不容易饥饿，且血糖升高缓慢，可以较长时间维持血糖。

薯类所含蛋白质和维生素C、维生素B_1、维生素B_2比苹果高得多，钙、磷、镁、钾含量也很高，尤其是钾名列前茅。

㊴ 你对薯类的好处知多少?

世界卫生组织评出6类最健康食品,红薯被列为13种最佳蔬菜之首,因为薯类有很多健康益处:

减肥瘦身

薯类脂肪含量低,增强饱腹感,不容易饥饿。

调节血糖

不会提升血糖水平,对胰岛素分泌影响极小,适宜血糖不稳定或高血糖患者食用。

预防癌症

抗性淀粉发酵后能维持肠内酸性环境,抑制毒素产生,还可促进毒素分解与排出,从而预防肠癌。红薯可预防结肠癌和乳腺癌。

防止心脑血管疾病

薯类可降低血甘油三酯和胆固醇水平,有防止动脉硬化与心脑血管病的功效。

㊵ 薯类食物怎样烹制才有营养?

薯类加工方式包括煮、烤、蒸、炸等多种,从营养的角度看,并不是所有的加工方式都有利于健康。

油煎、油炸方式制作薯片、薯条,会人为增加脂肪含量,而且油在高温下会产生对人体有害的物质,薯类失去其原有的营养成分并变成高脂、高能量食品。尽量少用油炸方式,并减少油和盐的用量。

蒸、煮、烤的方式可保留更多的营养素,但是街头烤制的红薯(地瓜)可能烤炉不卫生,建议尽量少吃或不吃。

薯类尤其是土豆,食用时最好去皮。变绿的、发芽的土豆都含有毒素,一定要去皮,挖掉芽和芽根,放入清水浸泡并大火炖煮。

㊶ 红薯需要天天吃、顿顿吃吗?

前一阵,有人到处宣扬"一天一个红薯,不会得癌症"的理论,不少百姓真的把红薯当成灵丹妙药,天天吃、顿顿吃。结果不出几天,很多人都胃酸、腹胀。

只有平衡饮食才能促进健康，某种食物营养再丰富，如果食用过度，也会物极必反不利于健康。就红薯而言，它的某些特殊性质也决定其不能食用过量。

⊙ 红薯中含有一种酶类物质，在肠道内能产生二氧化碳气体，容易引起腹胀、打嗝。

⊙ 因含膳食纤维较高，吃多了可刺激胃酸分泌，感到烧心、吐酸水。

⊙ 过多食用红薯，其抗性淀粉会转变成能量蓄积在体内，可能引起肥胖。

⊙ 薯类含蛋白质较低，长期吃会引起蛋白质摄入不足，尤其不利于儿童青少年的生长发育。

因此，薯类的摄入并非多多益善。中国居民平衡膳食宝塔建议，健康成年人每天摄入谷类、薯类及杂豆一共250～400g。建议每周吃5次左右，每天摄入50～100g；并且摄入薯类时，应相应减少其他主食的量，总摄入量应合理。

> **小贴士**
>
> **常见的食用菌藻类食物有哪些？**
>
> 菌藻类食物包括食用菌和藻类食物。
>
> 食用菌是指人类可食用的真菌，有500多种。常见的有蘑菇、香菇、银耳、木耳等品种。
>
> 藻类食品是生长在海洋里的含叶绿素和其他辅助色素的低等自养植物。可食用的有海带、紫菜、发菜等。

42 你对食用菌藻类的营养价值知多少？

食用菌藻类食物具有独特的香气和鲜味，富含人体所需的蛋白质、维生素、矿物质和酶类。如发菜、蘑菇等的蛋白质氨基酸组成比例较均衡，必需氨基酸含量占蛋白质总量的60%以上；紫菜和蘑菇中胡萝卜素含量丰富，维生素B_1和维生素B_2含量也较高。菌藻类食物中钙、铁、锌和硒含量也高于多数其他植物性食物。海藻类食物中还富含碘和维生素B_{12}。

近年来，人们还发现食用菌藻类食物中含有多种有益健康的植物化学物质，如核酸类物质有助于防治心血管病；麦角固醇作为维生素D原可预防佝偻病；糖苷等物质具有抗癌作用。海藻中也发现多种抗癌、防癌、抗细菌与病毒、抗凝血物质。

43 干、鲜食用菌的营养价值有什么不同？

干食用菌由新鲜食用菌经干燥脱水制成，易于运输和保存。有人可能会在干、鲜菌菇类中难以取舍，不知道二者的营养成分有无区别。实际上，鲜食用菌比干食用菌营养丰富，因为口味的关系，也可鲜、干食用菌调换着吃。

鲜食用菌经脱水干制后会损失一些营养素，损耗率因种类和脱水方式而不同。此外，有的菌菇类含麦角固醇，经阳光照射可转化为维生素D，促进钙的吸收。而烘烤脱水过程中则没有这种转化过程。

鲜食用菌例如新鲜香菇如果采收及时，可含有大量孢子，能够抵抗流感病毒。另外，鲜食用菌和干食用菌吃起来口感也不一样，鲜食用菌相对肉质滑嫩。

44 为什么吃菌类食物时要防止中毒？

菌类食物种类繁多，有一些菌类含有毒素，如毒菌碱、毒肽、毒菌溶血素和毒菌阿托品等，人如果误食会引起中毒，轻者腹痛、腹泻，重者可危及生命。

防止菌类食物中毒的方法很简单，因为很多菌类食物中毒都是由于自己或者他人采摘不当，以至于吃了不认识的菌类而引起的。只要我们碰到不认识的菌类食物时，慎重进食，或者请有经验的人鉴别确定无毒再食用即可防止中毒。

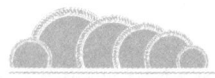

每天吃奶类、大豆或其制品

㊺ 常见的奶及奶制品有哪些?

常见的奶类有牛奶、羊奶和马奶等鲜奶,进一步加工可制成奶制品,如奶粉、酸奶、炼乳、奶酪等。

液态奶

将挤出的奶汁经过滤和消毒,再经均质化即成为供食用的鲜奶。鲜奶经巴氏消毒后除维生素B_1和维生素C略有损失外,其余营养成分与刚挤出的奶汁差别不大。

奶粉

是液态奶经消毒、浓缩、干燥处理而成,其中对热不稳定的营养素(如维生素A)略有损失,蛋白质消化能力略有改善。可分为全脂、低脂、脱脂、调味、配方奶粉等。

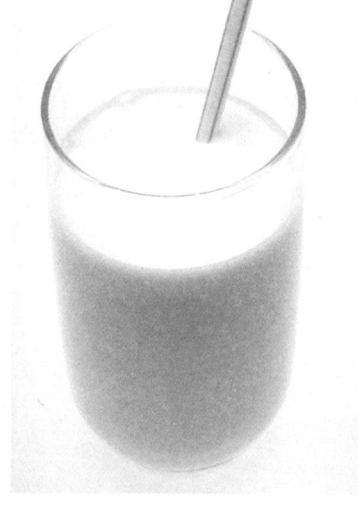

酸奶

在消毒鲜奶中接种乳酸杆菌,经发酵培养而成的奶制品,除乳糖分解形成乳酸外,其他营养成分基本没变化。更适宜于乳糖不耐受者、消化不良者、老年人和儿童。

奶酪

又称干酪,是在原料乳中加入适量乳酸菌发酵剂或凝乳酶,使蛋白质凝固,并加盐、压榨排除乳清之后的产品。奶酪中的蛋白质、脂肪、钙、维生素A、维生素 B_2是鲜奶的7~8倍。是乳糖不耐症和糖尿病患者可供选择的奶制品之一。

小贴士

牛奶中为什么会有抗生素?

奶牛的一生可能患很多病,如消化道疾病、乳腺炎、呼吸道炎症等,难免会用过青霉素、链霉素等抗生素。但为了防止药物残留,用药后奶牛一般要有5~7天休药期,这期间产的奶是有抗奶,是要废弃的,对人体的危害是造成抗药性。

46 你知道牛奶和奶制品的营养价值吗?

牛奶是营养成分齐全、组成比例适宜、易消化吸收、营养价值高的天然食品。

牛奶中蛋白质含量平均为3%，消化率高达90%以上，必需氨基酸比例也符合人体需要，属于优质蛋白质。脂肪含量约3%~4%，并以微细的脂肪球存在，容易消化吸收。碳水化合物含量约3%~7%，主要为乳糖，可提供能量、调节胃酸、促进胃肠蠕动和促进消化液分泌，并能促进矿物质吸收以及助长肠道乳酸杆菌繁殖，抑制腐败菌生长。

牛奶中矿物质含量约0.7%~0.75%，富含钙、磷、钾，特别是钙的含量丰富，每100ml牛奶中含钙110mg，是膳食钙的最佳来源。牛奶中含有几乎全部已知的维生素，对维持人体正常生长及调节等多种生理功能起重要作用。

下表是一些奶及奶制品的主要营养素含量（表2-5）。

> **小贴士**
> **什么是益生菌？**
> 指能在人体内，主要是在肠道定殖而有利于健康的活性微生物，如双歧杆菌、乳酸杆菌等。可改善肠道功能，促进消化吸收，增强机体免疫能力。

> **小贴士**
> 优质蛋白质指食物中含有的必需氨基酸种类齐全、数量充足、比例适当，不但能维持成人的健康，并能促进儿童生长发育，如乳类中的酪蛋白、乳清蛋白，大豆中的大豆蛋白等。

表2-5 奶及其制品的主要营养素含量（每100g可食部）

营养素	牛奶	羊奶	酸奶	甜炼乳	全脂奶粉
蛋白质（g）	3	1.5	2.5	8	20.1
脂肪（g）	3.2	3.5	2.7	8.7	21.2
碳水化合物（g）	3.4	5.4	9.3	55.4	51.7
维生素A（μgRE）	24	84	26	41	141
维生素B_1（mg）	0.03	0.04	0.03	0.03	0.11
维生素B_2（mg）	0.14	0.12	0.15	0.16	0.73
烟酸（mgNE）	0.1	2.1	0.2	0.3	0.9
维生素C（mg）	1	—	1	2	4
维生素E（mg）	0.21	0.19	0.12	0.28	0.48
钙（mg）	104	82	118	242	676
铁（mg）	0.3	0.5	0.4	0.4	1.2
锌（mg）	0.42	0.29	0.53	1.53	3.14
磷（mg）	73	98	85	200	469
硒（μg）	1.94	1.75	1.71	3.26	11.8

来源：《中国食物成分表2002》。

47 经常饮奶有什么好处？

促进儿童生长发育

奶类对儿童体格和智力的发育具有重要作用，可促进骨量增长，有利于钙和其他矿物质的吸收，对儿童骨骼和牙齿的生长发育起到积极作用，并增加机体防病、抗病的能力。

有利于预防骨质疏松

经常饮奶可以对抗随着年龄增长而导致的骨密度下降和骨质疏松导致的骨折。老年人尤其是绝经后妇女增加奶类摄入，能改善钙的营养状况，有利于骨质疏松症的预防。

48 喝牛奶真的会致病吗？

近年来，有人根据国外的动物实验结果或少数人群的调查资料，宣传"喝牛奶会致癌"，号称牛奶有损健康，甚至宣扬"牛奶是牛喝的而不是人喝的"，对我国居民造成很大的影响。这种观点缺乏科学依据，也不符合我国国情。

一方面，动物实验条件与人的饮食方式截然不同，其结论不能直接推论到人的身上。有的实验将酪蛋白作为大鼠的唯一蛋白质来源，而在人类日常生活中几乎不存在这样的饮食结构。

另一方面，国外实验和调查是针对西方国家居民牛奶摄入量过多的情况设计的，与我国居民饮奶情况有本质差异。欧美国家牛奶消费量平均每人每年超过300kg，而2002年中国居民营养与健康状况调查显示，我国城乡居民平均每标准人日奶类制品摄入量为26.5g，是很低的，完全没有必要担心牛奶过量对健康的影响。

49 什么时候饮用牛奶比较好？

何时饮用牛奶不是原则问题，可以根据各人的实际情况灵活安排，只要能养成每天喝的习惯就行。

如果早餐饮奶，最好同时与谷类食品一起食用，这样可以充分利用牛奶优质蛋白质的营养价值，补充谷类食物中赖氨酸的不足，同时又能保证上午足够的能量供应；另一方面固体食物可增加牛奶在胃肠道内的停留时间，更有利于牛奶的消化吸收。

晚上睡前喝牛奶则有安神催眠作用，可以保证一夜好觉。这是因为牛奶中含有左旋色氨酸，可以抑制脑兴奋而促进睡眠，特别是对神经衰弱、睡眠不佳的人有明显作用。但睡前喝牛奶不要太多。

50 酸奶有哪些营养特点？

酸奶属发酵奶制品，是老少皆宜的营养食品。酸奶与牛奶相比具有以下营养特点：

乳糖

适合患乳糖不耐症的人食用。酸奶中的乳糖可分解为半乳糖和葡萄糖，半乳糖是构成神经系统中脑苷脂类的成分。

乳酸

酸奶中含有乳酸，可减轻胃酸分泌，提高钙、磷、铁的利用率；并且乳酸菌中乳酸杆菌和双歧杆菌为肠道益生菌，可维护人体健康。

蛋白质

酸奶中的蛋白质更容易消化吸收，蛋白质的消化利用率更高。

脂肪

酸奶中的脂肪被分解为脂肪酸，更易于吸收。

钙

发酵后产生的乳酸可有效提高钙、磷的利用率。酸奶中的钙更容易吸收。

51 你知道酸奶的保健作用吗？

为机体提供丰富营养素

从前面所讲的酸奶的营养特点我们可以知道，酸奶不仅完好无缺地保存了牛奶的所有营养成分，而且提高了钙等矿物质的利用率，是一种营养丰富的健康食物。

抑制腐败细菌

酸奶含有的乳酸可预防某些消化道癌症，乳酸菌产生的某些抗生素对肠道疾病还有一定的防治作用。

有益消化吸收

有的人有乳糖不耐症，饮用酸奶就不会引起腹痛、腹胀、腹泻，更有益于消化吸收。酸奶适合消化功能不好、食欲不振的人食用。

降低胆固醇

酸奶有降低胆固醇的作用，从而也起到预防心血管和脑血管疾病的作用。高血压患者和中老年人可多喝酸奶。

52 乳糖不耐受是怎么回事？

有不少人一喝牛奶就会出现肚子咕咕叫、腹胀，严重的甚至腹痛、腹泻，所以不敢再喝牛奶。这是不是牛奶变质引起的？不是。这是因体内乳糖酶缺乏而导致的"乳糖不耐受"。

乳糖不耐受是指有些人喝牛奶后出现腹胀、腹痛、腹泻、排气增多等不适症状，这主要是由于在他们的消化道内缺乏乳糖酶，缺少这种酶就不能将牛奶中的乳糖完全分解，而残留过多的乳糖在进入结肠后又不能在结肠内发酵利用，这样就造成了上述症状。

这种人全世界都有，只是不同人种差异很大，欧洲、美洲白种人少些，非洲黑种人和亚洲黄种人多些。我国居民中乳糖不耐受者比例较高。

53 乳糖不耐受者就不能饮奶了吗？

很多有乳糖不耐受的人可能会感到沮丧，认为自己从此不能饮奶了，下面的办法可以使这些人畅享美味：

⊙ 避免空腹饮奶，与谷物同吃：在喝奶前或喝奶时吃些面包、饼干、馒头等，或是在调制奶粉时加些麦片，这样奶中的乳糖浓度可在特定环境中得到"稀释"，同时谷类食物可延长牛奶在消化道内的停留时间，减少症状的产生。另外，还可以在正餐时饮奶。

⊙ 少量多次：将一杯奶分成2～3次喝就可以不产生症状，不要一口气都喝下去。有乳糖不耐受且无饮奶习惯者可从少量饮奶（例如50mL）开始，逐渐增加奶量。

⊙ 选低乳糖奶及奶制品：如酸奶、奶酪、低乳糖奶等。在购买时注意看牛奶的包装，上面标识了乳糖的含量；另外也可喝酸奶。

⊙ 喝奶时，加一片乳糖酶或食用含乳糖酶的淀粉，有助于牛奶中乳糖的分解。

> **小贴士**
>
> **什么是全脂奶、脱脂奶和低脂奶？**
>
> 脱脂奶和低脂奶是原料奶经过脱脂工艺，使奶中脂肪含量降低的奶制品。全脂奶的脂肪含量为3%左右，低脂奶脂肪含量为0.5%～2%，脱脂奶中脂肪含量低于0.5%。
>
> 脱脂奶和低脂奶大大降低了脂肪和胆固醇的摄入量，同时又保留了牛奶的其他营养成分，适合于肥胖人群以及高血脂、心血管病和脂肪性腹泻患者等要求低脂膳食的人群，也适合于喝奶较多的人群。

54. 乳饮料是奶制品吗？

当前，各种品牌的乳饮料出现在市场上，这些饮料酸甜可口，深受消费者喜爱，有的孩子家长也认为既然是奶制品，应该有营养，因此经常给孩子购买这类食品。

严格地说，乳饮料不属于乳制品范畴，产品有"奶"字却不一定是奶，实质上只是一种饮料，千万不要将它误当为牛奶喝，它并没有牛奶的营养价值。

乳饮料有两大类：一类是乳酸菌饮料，为发酵乳（酸奶）加水稀释，再加其他成分配制而成。因为乳酸菌饮料中含有乳酸菌，有很好的保健作用，但其蛋白质等营养成分充其量只相当于牛奶的1/3。另一类是乳酸饮料，不含活乳酸菌，没有乳酸菌饮料那样的有益作用，含蛋白质很少。

乳饮料、乳酸饮料并不是奶制品，消费者千万不要被包装上的"奶"、"乳"等字眼迷惑，要注意还有"饮品"、"饮料"的字眼呢，尤其对于处在生长发育期的儿童青少年，还是应多吃营养丰富的奶和奶制品，少喝这类饮料。

55. 什么是奶酪？

又名干酪，英文直译为起士或起司，是一种将奶放酸之后加凝乳酶或乳酸菌制成的乳制品。通常以牛奶为原料，但也可用山羊、绵羊或水牛奶制作。欧洲人最先发明了奶酪的制作方法，目的是为了保存多余的牛奶，也可作为方便的旅行食品。

奶酪的能量和脂肪含量高，蛋白质含量也高，而且是钙的最浓缩来源。例如切达干酪每100g含能量402kcal、蛋白质24.9g、脂肪33.1g、钙718mg；此外，奶酪还含有原料奶中的各种维生素。可见，它是高能量、高蛋白质、高脂肪、高钙、高营养价值的一种发酵乳品。

56. 什么是还原奶？

细心的消费者可能会看到有些奶制品的营养标签上写着"复原奶"、"还原奶"的字眼，什么是还原奶呢？

还原奶就是用脱脂奶粉和无水黄油经均质、消毒、包装而成的再制液态奶。由于要经过两次超高温处理，与新鲜牛奶比，营养成分损失较大。还原奶是以奶粉为原料，成本更低，利润更大，这成为有的乳品企业生产还原奶的重要原因。在市场上的奶制品中，巴氏消毒奶用到的还原奶最少,高温灭菌奶次之,酸奶使用还原奶最多。

2005年10月15日,国务院要求凡在乳品生产加工过程中使用还原奶的,不论数量多少,在其产品包装上必须醒目标注。因此,各位消费者在选购奶制品时,应该看一下包装,尽量选用不含还原奶的奶制品。

57 什么是配方奶粉?

配方奶粉,又称"母乳化奶粉",是以牛奶为基础,参照人乳组成的模式和特点,在营养组成上对牛奶进行调整和改善,使其更适合婴儿的生理特点和生长发育需要的奶粉。

对婴儿来讲,除母乳外的其他乳汁都有不可避免的缺点,例如牛乳蛋白质中酪蛋白过高,不利于消化;牛乳中饱和脂肪酸太多、亚油酸太少因而不能满足婴儿的需要。因此,对无法母乳喂养的婴儿而言,配方奶尤为重要。

配方奶粉主要是减少了牛乳粉中酪蛋白、三酰甘油、钙、磷和钠的含量,添加了乳清蛋白、亚油酸和乳糖,并强化了维生素A、维生素D、维生素B_1、维生素B_2、维生素C、叶酸和微量元素铁、铜、锌、锰等。这种奶粉与普通奶粉相比,更易于消化吸收,利用率高,更能促进婴儿的正常生长发育,提高抗感染能力。

58 选择奶及奶制品要"鲜"字当头吗?

大多数消费者认为,牛奶越新鲜越有营养,选择奶制品应当首选"鲜牛奶"。可是,如果仔细看看市场上的液态奶,已经很少有带"鲜"字的了,这是为什么呢?

2005年《食品标签国家标准实施指南》中明确指出,凡是加热过的食品,其标签上一律禁止使用"鲜"字,以防企业利用标签进行商业炒作。因此,只有刚刚从奶牛身上挤下来的、没有经过任何处理的牛奶才能被称为鲜牛奶;而市场上的液态奶都经过超高温灭菌法(常温奶)或者巴氏法消毒处理,因此不能称为"鲜牛奶"。

但是,直接饮用生鲜奶容易感染病菌,不利健康,国家也不允许未经消毒处理的牛奶上市,因此,鉴别牛奶时不要只相信一个"鲜"字。

59 奶及奶制品吃多少才合适？

为了改善我国居民的钙营养状况，中国居民平衡膳食宝塔建议每人每天食用奶及奶制品300g，这相当于每日饮纯牛奶250～500ml。每日饮奶300g或者食用其他相当量的奶制品，可获得约300mg钙，加上其他食物中的钙，基本上就能够满足人体钙的需要。

有的肥胖者、冠心病患者、高血压患者和老年人担心喝牛奶会增加血液中的胆固醇，因此将奶及奶制品拒之门外。其实，奶及其制品所含的胆固醇与大多数动物肉类相比并不高，并且牛奶中的乳清酸还具有抑制胆固醇的作用。因此适量喝牛奶通常不会引起胆固醇升高。

奶及奶制品营养丰富，但是食用也应适量，一般讲，正常健康人每天饮用的牛奶只要控制在500毫升以内即可。

> **小贴士**
> **巴氏杀菌奶和高温灭菌奶有什么区别？**
> 　　巴氏杀菌奶是牛奶经巴氏杀菌法消毒制成的乳品，只是杀死微生物的营养体，充分保持牛奶的营养与鲜度，但保质期短且最低温储存（2～6℃），市场上有塑料袋、玻璃瓶、新鲜屋等包装。
> 　　高温灭菌奶是牛奶经超高温瞬时灭菌，完全破坏其中的微生物，可在常温下长期保存，市场上可见利乐砖、利乐枕等包装。

60 大豆有什么营养特点？

大豆包括黄豆、黑豆和青豆，是一类营养丰富的健康食物。

蛋白质含量高

大豆中的蛋白质是植物蛋白中唯一可以与动物蛋白相媲美的优质蛋白质。除蛋氨酸外，其余必需氨基酸的组成和比例与动物蛋白相似，而且富含谷类蛋白缺乏的赖氨酸，是与谷类蛋白质互补的食品。

富含不饱和脂肪酸

大豆中不饱和脂肪酸占85%，亚油酸高达50%，且消化率高，还含有较多磷脂。

丰富的矿物质

含有磷、铁、钙、维生素B_1、维生素B_2、烟酸和维生素E。

多种有益于健康的成分

如大豆皂甙、大豆异黄酮、植物固醇、大豆低聚糖等。

因此，常吃大豆类食物具有预防骨质疏松、防治心血管疾病和防癌的作用。女性经常食用还可起到美容、减肥、减轻妇女更年期综合征的作用。

61 豆制品是什么样的食物?

为了避免大豆带来的腹胀、消化不良等不适反应,人们制作了多种营养丰富的大豆制品。豆制品通常分为非发酵豆制品和发酵豆制品两类:非发酵豆制品有豆浆、豆腐、豆腐干、腐竹、豆芽等;发酵豆制品有豆豉、豆瓣酱、腐乳、臭豆腐、豆汁等。

豆制品去除了大豆中的膳食纤维,胀气因子(水苏糖与棉籽糖)明显降低,胰蛋白酶抑制素被破坏,比大豆更容易消化吸收,提高了大豆的营养价值。有些豆制品在制作过程中还能增加某些营养素的含量,例如豆芽含有较多维生素C等。

62 牛奶和豆浆的营养价值谁更高?

豆浆是大豆经过水泡、碾磨、过滤、煮沸而制成的浆汁,一般1份黄豆加8份水。豆浆富含蛋白质、矿物质和维生素,是一种营养丰富的豆制品。豆浆与大豆相比更容易消化吸收。

豆浆中的蛋白质含量与牛奶相当,且易于消化吸收,其饱和脂肪酸、碳水化合物含量低于牛奶,也不含胆固醇,适合于老年人及心血管疾病患者饮用。并且豆浆与牛奶相比价格低很多,是一种物美价廉的营养食物。从表2-6还可看出,豆浆中铁、镁的含量高于牛奶,锌的含量也与牛奶相当。但是豆浆中钙的含量远低于牛奶,磷、硒、维生素A、维生素B_2的含量也比牛奶低。

可以说,豆浆和牛奶在营养上各有特点,最好二者都经常食用。

表2-6 某品牌纯牛奶与某品牌纯豆浆营养成分比较(每100克可食部)

营养成分	牛奶	豆浆	营养成分	牛奶	豆浆
蛋白质(g)	3.1	3.0	维生素A(μgRE)	28	—
脂肪(g)	3.2	1.6	维生素B_1(mg)	0.02	0.02
碳水化合物(g)	5	0.9	维生素B_2(mg)	0.1	0.02
钙(mg)	85	5	维生素E(mg)	0.07	1.06
铁(mg)	0.1	0.4	镁(mg)	8	15
锌(mg)	0.25	0.28	磷(mg)	87	42

来源:《中国食物成分表2002》。

63 怎样正确喝豆浆?

有人习惯早餐喝豆浆,这是很好的膳食习惯。但是喝豆浆应选择正确方法,否则会影响健康。

要彻底煮开

不煮开就会有恶心、呕吐、腹泻等中毒症状。当豆浆煮至85~90℃时,皂素因受热膨胀而产生大量气泡,容易出现"假沸现象",如果此时误以为豆浆已煮沸去毒,吃了以后就容易发生恶心、呕吐、腹泻等血球凝集素中毒症状。正确的煮法是"假沸"后,转小火继续煮至滚沸5~10分钟方可食用。

勿加入鸡蛋

鸡蛋清会与豆浆里的抗胰蛋白酶因子结合,不利于消化吸收。

勿用保温瓶储存

豆浆极易酸败变质,一般在保温瓶中3~4个小时就会变质。

勿过量饮用豆浆

一次饮用过多,易出现腹胀、腹泻。

64 豆腐和豆腐干有营养吗?

根据凝固手段的不同,豆腐可分为北豆腐和南豆腐,南豆腐成型剂是石膏液,质地比较软嫩、细腻;北豆腐使用卤水,相比南豆腐质地要坚实。豆腐干是由豆腐脑翻动析水、包布、压榨、切制而成,含水量低于豆腐,营养成分略同于豆腐。

豆腐和豆腐干都是将大豆中的蛋白质、矿物质等营养成分保留下来,而大部分不利于消化吸收的物质被破坏,营养素的吸收利用率明显提高。豆腐和豆腐干价廉物美,可做成几百种美味可口的菜肴;加上质地柔软,不含胆固醇,又富含钙、铁、镁等元素,是老幼皆宜的健康食品。

65 腐乳是有营养的豆制品吗?

有"大豆奶酪"美誉的腐乳是我国独创的调味品,有红腐乳、青腐乳、白腐乳、酱腐乳、花色腐乳等品种。

腐乳的原料是豆腐干，含有丰富的蛋白质和钙。同时，腐乳在制作过程中经过了真菌发酵，使蛋白质的消化吸收率更高，维生素含量更丰富。

由于微生物分解了豆类中的植酸，使得大豆中原本吸收率很低的铁、锌等矿物质更容易被人体吸收。并且发酵过程还合成了维生素B_{12}，某些红曲还含有降血脂的功能因子。

很多人总是将腐乳和咸菜相提并论，其实腐乳的营养价值远远高于咸菜，但是二者含盐量均较高，也不宜多吃和长期食用。日常生活中，建议每次最多吃20克咸菜或一块腐乳，而且最好选择低盐腐乳。

66 大豆中的雌激素对人体有害吗？

大豆中的天然植物雌激素主要指大豆异黄酮。大豆异黄酮的结构与女性体内的雌激素相似，在人体可起到补充雌激素的作用。女性经常吃豆制品可以减轻妇女更年期综合征，预防乳腺癌。但是有的人可能会问，药物雌激素对人体是有一定副作用的，大豆雌激素是否会对人体产生危害呢？实践证明，这种担心没有必要。

人类食用大豆已有几千年的历史，从未对健康造成过危害；并且大豆异黄酮的独特之处还在于它对雌激素具有双向平衡作用，当体内的雌激素水平较低时（如女性更年期），它可起到补充雌激素的作用；而当体内雌激素水平过高时（如乳腺增生、子宫肌瘤等），它又会阻止雌激素过量，因此，大豆异黄酮又被称为女性雌激素水平的柔和调节器，不像直接服用雌激素那样会产生副作用。

此外，异黄酮是天然植物雌激素，易于分解，不会在体内堆积，因此没有毒副作用，这是其他雌激素所不具备的。

所以，大豆及其制品理应成为我们食补雌激素的理想之选，尤其是女性，每天喝一杯浓豆浆或者吃一份豆制品将受益终生。

小贴士

吃素与素食

素食主义已经成为一种健康新时尚。"吃素"指以蔬菜、水果、谷物为主的饮食方式。目前国际通行的素食一般包括4种：①奶素食（可吃奶类制品，不吃蛋类、肉类）；②蛋素食（可吃蛋类，不吃奶类制品及肉类）；③蛋奶素食（蛋奶均食，不食肉类）；④严格素食或纯素食（蛋类、奶类及一切与动物有关的食品包括燕窝、蜂蜜等皆不吃，只吃植物类食物）。

搭配合理的素食有益于健康，能减少患某些慢性病的危险。但是素食者如果不善于配搭食品，很容易造成营养不良。如果没有相应的营养学知识，选择多素少肉的杂食还是比较可靠的方法。儿童、孕妇、乳母最好不要坚持纯素食。

常吃适量的鱼、禽、蛋和瘦肉

67 鱼类有什么营养价值?

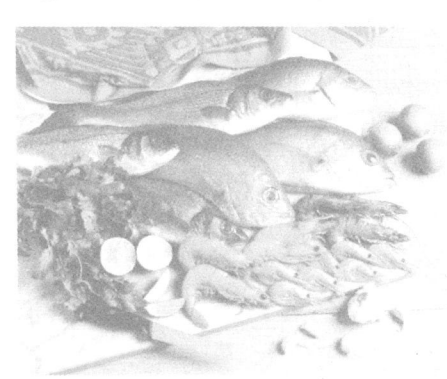

鱼类蛋白质含量高,蛋白质的氨基酸组成一般较为平衡,利用率高;不同种鱼的脂肪含量有较大差异。鱼类脂肪多由不饱和脂肪酸组成,单不饱和脂肪酸主要是棕榈油酸和油酸,多不饱和脂肪酸主要有亚油酸、亚麻酸、二十碳五烯酸(EPA)和二十二碳六烯酸(DHA)。鱼类食物中的碳水化合物含量较低,主要为糖原。

鱼肉含有一定数量的维生素A、D、E,维生素B_2和烟酸等含量也较高,维生素C的含量很低;鱼油和鱼肝油是维生素A和维生素D的重要来源。硒和锌的含量丰富,钙、钠、钾、氯、镁等含量也较多,海鱼富含碘。

68 蟹、虾、贝类等水产品有什么营养价值?

蟹、虾、贝类也有淡水、咸水之分,主要的营养特点如下:

含较多蛋白质

蟹、虾、贝类含蛋白质较多,鲜品不如干品高。其所含的蛋白质的氨基酸组成较全面。

含易被吸收的脂肪

脂肪含量不高,大部分为不饱和脂肪酸,呈液态而容易被人体吸收。

含丰富维生素

对虾、河蟹等含有较丰富的维生素A,维生素B_2、维生素B_{12}的含量也不少。

含大量无机盐

含有丰富的钙、磷、钾，尤以铁的含量较多；虾米、虾皮和螺肉含钙较高；海蟹、虾皮、虾米中含硒较多；乌鱼蛋、海蛎肉含锌较多。

含较多鲜味成分

含有甘氨酸、丙氨酸，因此具有很强的甜味和鲜味，还含有较多甜菜碱等。

69 禽类有什么营养价值？

禽类食品指鸡、鸭、鹅等的肌肉及其制品。

鸡肉和鹌鹑肉的蛋白质含量较高，蛋白质的氨基酸组成与鱼类相似，与人体需要接近，利用率较高。禽肉脂肪含量差别较大，以鸭和鹅最高；不饱和脂肪酸中以单不饱和脂肪酸为主，多不饱和脂肪酸比例较低；胆固醇含量在肝中较高。禽类以提供维生素A和B族维生素为主，肝脏中含量最多。多种矿物质中，铁主要以血红素形式存在，消化吸收率很高，鸭肝含铁最丰富。

70 蛋类及蛋制品有什么营养价值？

蛋类包括鸡蛋、鸭蛋、鹅蛋、鹌鹑蛋、鸽蛋及其加工制成的咸蛋、松花蛋等。

不同品种的蛋类的营养成分大致相同，其蛋白质氨基酸组成与人体需要最为接近，营养价值很高，优于其他动物性蛋白。

蛋类中碳水化合物含量较低。98%的脂肪存在于蛋黄中，蛋黄是磷脂的极好来源，所含卵磷脂具有降低血胆固醇的效果，并能促进脂溶性维生素的吸收。胆固醇集中在蛋黄，鹅蛋黄含量最高，鹌鹑蛋最低。

蛋黄中维生素十分丰富且种类较齐全，包括所有的B族维生素、维生素A、维生素D、维生素E、维生素K和微量维生素C。鸭蛋、鹅蛋的维生素含量略高于鸡蛋。

矿物质主要存在于蛋黄，其中钙、磷、铁、锌、硒等含量丰富。蛋黄中铁的生物利用率较低。

71. 蛋黄和蛋清哪部分更有营养？

蛋由蛋壳、蛋清和蛋黄三部分构成，蛋黄、蛋清的营养比较如下：

蛋白质

蛋黄中的蛋白质含量高于蛋清，而且生物学价值也较高。

脂肪

脂肪主要在蛋黄中，极易被人体吸收。蛋黄还有丰富的卵磷脂与胆固醇。

矿物质

几乎全部集中在蛋黄中。蛋黄中铁的含量比蛋清多3倍。

维生素

维生素也几乎全部集中于蛋黄，其中以维生素A、维生素D、维生素B_2较丰富，远远高于蛋清。

虽然蛋黄的营养优于蛋清，但是只有一起吃才更适于人体需要。

72. 鸡蛋生吃有营养吗？

鸡蛋的营养价值很高，但吃生鸡蛋对人体不但无益，反而有害。

蛋白质不易消化

生鸡蛋的蛋白质结构致密，加之蛋清中含有抗胰蛋白酶，所以蛋白质不易消化吸收，绝大部分只在消化道通过一下便排出体外。

抗生物素蛋白

生鸡蛋蛋清含有对人体有害的碱性蛋白质——抗生物素蛋白，可阻止人体对生物素的吸收，加热的熟鸡蛋就没有此影响。

增加肝脏负担

大量未经消化的蛋白质进入消化道，发生腐败，产生较多的有毒物质，可给肝脏增加负担。

存在病原体

生鸡蛋难免有病原体侵入，进入人体容易发生肠胃炎。

73. 皮蛋有什么营养特点？

皮蛋也叫松花蛋、变蛋、彩蛋、碱蛋或泥蛋等，是用石灰等原料腌制后的蛋类食品，因蛋白中常有松针状的结晶或花纹而得名。皮蛋的原料主要为鸭蛋。

与原料鸭蛋比，皮蛋中的水分含量低，糖类含量相对较高。由于蛋白质分解成氨基酸，最终形成的氨和硫化氢使皮蛋具有特殊的风味；一部分蛋白质被分解成多肽类物质和氨基酸，易于消化，从而提高了皮蛋的消化吸收率。腌制中，蛋内的部分脂肪发生水解，使皮蛋的脂肪含量有所降低。由于碱和食盐的渗透作用，皮蛋的无机盐含量有明显增加。皮蛋中的碱有中和胃酸的作用，还有降压作用。

74. 毛蛋和臭蛋为什么不能吃？

"毛蛋"不能吃

"毛蛋"指鸡蛋在孵化过程中，由于受沙门菌或寄生虫的污染或者受温度、湿度的影响，使孵化的胚胎停止发育而死亡的蛋。另外，由于毛蛋是受精蛋，细菌可随同精液进入蛋内，致使蛋白质被分解，产生了硫化氢、胺类和粪臭素等有毒物质和致病菌。

"臭蛋"不能吃

臭蛋中的胺类、亚硝酸盐等有害物质被食用后会引起恶心、呕吐等中毒症状。胺类和亚硝酸盐在人体胃酸的作用下可形成亚硝酸胺，过多的亚硝酸胺会刺激人体诱发癌症。

75. 鸡蛋怎么吃才有营养？

鸡蛋烹制方法很多，可以蒸、煮、煎、炸等。加热时间、温度高低等的不同，可影响蛋类在人体内的消化吸收。

油炸鸡蛋（煎荷包蛋）由于温度过高，可使部分蛋白焦糊，影响消化与吸收；另外鸡蛋中的水溶性维生素如硫胺素、核黄素、烟酸部分被破坏。

煮、蒸、炒等方法做出的鸡蛋菜肴其蛋白质、脂肪、无机盐等营养成分没有损失，维生素的损失也很少；同时鸡蛋煮熟后沙门菌便会被杀灭，抗生物素和抗胰蛋白酶也会被破坏。从营养和卫生角度讲，吃鸡蛋以煮、蒸、炒的吃法比较合理。

76 哪些人不适宜吃蛋类食品？

蛋类有营养，但不是任何人都可以放心大胆地吃的，看看您是否属于下面的特殊人群：

感冒发烧者

鸡蛋含蛋白质较高，发烧时食用过多鸡蛋，不但不能降低体温，反而使体内热量增加，不利于患者早日康复。

鸡蛋过敏者和特别小的婴儿

鸡蛋可使部分人发生过敏反应，特别是很小的婴儿更易发生过敏。

肾炎病人

肾炎病人在急性期要绝对禁止吃鸡蛋。

肝炎病人

肝炎病人只宜食蛋清，不能吃蛋黄。

肠胃功能不佳者

肠胃功能不佳时，进食鸡蛋会增加消化系统的负担，不仅不能消化吸收，而且还会产生有毒物质。

77 一天吃几个鸡蛋才合适？

尽管鸡蛋营养丰富，也必须根据人体的需要，将动物蛋白和植物蛋白适当搭配，做到日常饮食中肉、蛋、奶、鱼以及豆类等多种优质蛋白食物合理调配。

一般来说，一个健康成人每天吃1个鸡蛋是合理的；婴儿为了补充铁质，需要吃蛋黄，从1/4个蛋黄开始，逐渐加至半个或一个；产妇为补充其营养和增加乳汁，可吃2～3个；老年人可以隔天吃一个；高脂血症特别是高胆固醇血症者可每日进食一个鸡蛋清或隔天吃一个完整的鸡蛋。无论哪一种人群，鸡蛋都不要吃过量，这样不仅会造成营养素的浪费，而且大量蛋白质还会加重胃肠道和肾脏的负担。

78 什么是胆固醇？

胆固醇是一种脂质，在肝脏内制造，在体内以脂蛋白的形式存在。脂蛋白包括乳糜微粒、极低密度脂蛋白、低密度脂蛋白和高密度脂蛋白等。

正常的胆固醇水平可维持人体的健康。但如果太多，则容易引起动脉粥样硬化，进而增加罹患冠心病、心肌梗死、脑卒中的危险。

高能量、高脂肪、高饱和脂肪酸的饮食可使血中胆固醇浓度升高；低能量饮食、饥饿会降低其浓度。食物中的膳食纤维也可以减少胆固醇的吸收。人体中的胆固醇有30%来自膳食（外源性），70%来自自身合成（内源性）。

血清胆固醇

临床研究已经明确，血清总胆固醇水平增高是导致冠心病的独立危险因素，血清总胆固醇水平越高，发生动脉粥样硬化的风险越大。一般认为，血清总胆固醇宜维持在2.1~5.2mmol/L范围内。

膳食胆固醇

主要来自蛋黄、动物脂肪、动物内脏、虾等。有的人饮食十分谨慎，很怕吃进过多的胆固醇，其实，内源性与外源性胆固醇是有着动态平衡的，如果膳食来源的胆固醇减少，体内合成的胆固醇就会增加。胆固醇通常与其他重要的营养素共存于食物中，过分限制胆固醇也同时会限制其他营养素的摄入，对健康不利。

为了防止膳食胆固醇摄入过多引起的不良影响，建议每日摄入的膳食胆固醇不宜超过300mg。如果是高血脂者，则应严格限制，每日摄入量应不超过200mg。表2-7为常见动物性食物的胆固醇含量。

> **小贴士**
>
> **什么是好胆固醇和坏胆固醇？**
>
> 有益的胆固醇：指的是高密度脂蛋白胆固醇（HDL-C），占总胆固醇的30%，它可以将多余的胆固醇转运出动脉，送回肝脏。
>
> 有害的胆固醇：指的是低密度脂蛋白胆固醇（LDL-C），占总胆固醇的60%，除了被人体需要的一部分外，多余的低密度脂蛋白胆固醇就会在心脑动脉血管内形成斑块，堵塞血管，长期如此就会引起冠心病、脑梗死、心肌梗死等。
>
> 有害胆固醇的帮凶：由于甘油三酯可以使低密度脂蛋白胆固醇升高，所以甘油三酯是帮凶。

表2-7 常见动物性食物的胆固醇含量（mg，以100g可食部计）

食物名称	含量	食物名称	含量	食物名称	含量
猪肉（肥瘦）	80	牛脑	2447	鸭蛋	565
猪肉（肥）	109	猪肾	354	咸鸭蛋	647
猪肉（瘦）	81	鸡（均值）	106	鲤鱼	84
牛肉（肥瘦）	84	鸭（均值）	94	青鱼	108
牛肉（瘦）	58	鹅	74	海鳗	71
羊肉（肥瘦）	92	鸡肝	356	带鱼	76
羊肉（瘦）	60	鸭肝	341	对虾	193
猪肝	288	鹅肝	285	海蟹	125
牛肝	297	鸡蛋	585	赤贝	144
猪脑	2571	鸡蛋黄	1510	乌贼	268

来源：《中国食物成分表2002》、《中国食物成分表2004》。

79. 吃鸡蛋会提高胆固醇吗?

许多人认为鸡蛋黄的胆固醇含量高,吃了就会提高血液胆固醇的浓度,是造成高血压、动脉粥样硬化、冠心病及脑中风等疾病的罪魁祸首,所以,很多人都不敢吃鸡蛋黄。

> **小贴士**
> 由于脂肪代谢或转运异常使血浆中一种或多种脂质高于正常值称为高脂血症。

查阅食物成分表可知,一个完整的鸡蛋大约含胆固醇308毫克,而中国营养学会推荐血脂正常的健康成人每日胆固醇的膳食摄入量为300毫克,可见,鸡蛋中的胆固醇并不是惊人的可怕;另外,研究表明人体血中胆固醇偏高的主要原因是机体的胆固醇代谢失调,合成高于分解,而不是单纯由于膳食中的胆固醇所致,所以每天吃些蛋类食物是可以的。

但是必须提醒大家,蛋类虽然跟胆固醇的升高没有十分绝对的关系,但也不能肆无忌惮地吃。血脂偏高的人应适当限制,这类病人吃鸡蛋每天不宜超过1个。

表2-8 中国高脂血症的诊断标准(1997年)

判断	血浆总胆固醇		血浆甘油三酯	
	mmol/L	mg/L	mmol/L	mg/L
合适水平	<5.2	<2000	<2.3	<2000
临界高值	5.2~5.7	2000~2200	2.3~4.5	2000~4000
高脂血症	>5.7	>2200	>4.5	>4000
低HDL-C血症	<0.91	<350		

80. 畜肉类有什么营养价值?

畜肉类包括猪、牛、羊等的肌肉、内脏及其制品。畜肉的肌色较深,呈暗红色,故有"红肉"之称;而禽肉及水产动物的肉色较浅,呈白色,故称"白肉"。

畜肉富含蛋白质、脂类、维生素A、B族维生素及铁、锌等矿物质。蛋白质氨基酸组成与人体需要较接近,营养价值较高。牛羊肉的蛋白质高于猪肉;猪肉脂肪含量最高,牛肉最低,但牛羊肉的脂肪组成以饱和脂肪酸为主,其中主要是棕榈酸和硬脂酸。畜肉中铁主要以血红素形式存在,有较高的生物利用率。

畜类肝脏中维生素A、B族维生素的含量和铁的含量也很高,含有较高水平的胆固醇。

红肉和白肉对人类患慢性病的风险是不同的。许多科学研究发现,吃红肉的人群患结肠癌、乳腺癌、冠心病等慢性病的危险性增高,而吃白肉可以降低患这些病的危险性,延长寿命。

可见，"宁吃天上飞禽四两，不吃地上走兽半斤"的说法是符合现代营养新观念的。为了健康，建议您多吃白肉，少吃红肉。

81. 食用动物内脏好不好？

动物内脏在我们的餐桌上很多见，例如猪肝、鸡肝、鸭肝、鸡胗、肠肚等等。

动物内脏含有丰富的铁、锌等微量元素和维生素A、维生素B_2、维生素D等，是补充人体所需营养素的良好来源。对于正在长身体的儿童青少年，吃动物内脏还可防止锌缺乏；对于那些用眼过度的人，常吃动物内脏也可有效改善视力。

当前，家畜、家禽喂养大多数靠工业饲料，这些饲料具有不确定性，一旦不安全食物被家畜、家禽食用后，由于都要靠肝脏来代谢解毒，因此一些农药、有机物、重金属等有害物质就会沉积在动物的肝脏里，人若吃了这些被污染的内脏就会对健康不利。

虽然动物内脏的优点很多，但也不能想吃多少就吃多少，因为过量食用动物内脏，很容易造成维生素A、维生素D中毒。因此，动物内脏要适量吃，一星期最多吃2次，且每人每次不要超过50克。另外，动物内脏的胆固醇含量一般较高，建议血脂异常、肥胖者慎重食用。

82. 动物血制品有什么营养价值？

动物血制品包括猪血、鸭血等。常吃动物血制品对健康有好处：

提供优质蛋白质

每100克猪血中含有蛋白质12.2克。猪血蛋白质中含有18种氨基酸，包括人体内不能合成的8种"必需氨基酸"，是良好的滋补品。

治疗贫血

猪血中富含铁，是猪小排含铁量的6.2倍，是鸡蛋含铁量的4.4倍。同时，猪血中的铁以血红素铁的形式存在，容易被人体吸收利用。儿童青少年、孕妇或乳母多吃猪血菜肴，可以预防缺铁性贫血。同时，猪血中含有的钴对其他贫血病也有一定的防治作用。

净化机体有毒、有害物质

猪血具有利肠通便的作用，可净化重金属等有毒、有害物质，避免累积性中毒。因此，凡接触灰尘和从事化工、印刷、纺织、采掘、高温冶炼等工作的人员，应经常吃猪血烹制的菜肴。

止血作用

猪血中含有凝血酶，有促进血液凝固的作用。

此外，猪血中还富含铜、锌、锰、铬、硅等微量元素、对动脉硬化和冠心病有一定的防治和保健作用。血制品可以煮着吃、炒着吃，都很美味健康。

83 如何合理烹调鱼、禽、蛋和瘦肉？

合理烹调鱼、禽、蛋和瘦肉可以让它们为健康服务，吃出营养与健康来。

蛋类经常采用的烹调方法是煮、炒、蒸等，在加工过程中营养素损失得不多。可是蛋类不宜过度加热，否则会使蛋白质过分凝固，影响口感及消化吸收。

鱼类和其他水产动物常采用的烹调方法是煮、蒸、烧、炒、熘等。煮制较好，但会使水溶性维生素和矿物质溶于水中，因此汤汁不宜丢弃；蒸制对营养素的损失较少。

畜、禽肉的烹调方法有炒、烧、爆、炖、蒸、熘、焖、炸、熏、煨等。炒的方法最为常见，在炒前一般挂糊上浆对营养素有保护作用。炖制适用那些老、韧、硬的原料，焖是用小火长时间加热的方法，在炖和焖的加工过程中，可使肉类蛋白质轻微变性纤维软化、胶原蛋白变为可溶性白明胶，使人体更易消化吸收，但加热时间过长可使一些对热不稳定的维生素如维生素B_1、维生素B_2等破坏增多。

各种食物在烹调时，不可能完全避免营养素的损失，但可以采取一些保护性措施，例如用淀粉或鸡蛋上浆挂糊或者加醋保护不耐碱的维生素、促进钙溶出等。在食物制作时，尽量避免油炸和烟熏的制作方式。

减少烹调油用量，吃清淡少盐膳食

84 你了解烹调用油的家族吗?

烹调油是亚油酸和亚麻酸的主要来源。烹调油是日常饮食不可缺少的食物之一。

烹调油包括食用植物油和食用动物油，动物油含脂肪90%左右，还含有胆固醇。植物油一般含脂肪99%以上，不含胆固醇，且是我国居民维生素E的首要来源。常用的有花生油、豆油、芝麻油、菜籽油、棉籽油、猪油、牛油等，另外还有葵花子油、玉米胚芽油等新品种。

橄榄油、油茶籽油的单不饱和脂肪酸含量较高；菜籽油中含有较多可能对健康不利的芥酸；玉米油、葵花子油则富含亚油酸；大豆油则富含两种必需脂肪酸——亚油酸和α-亚麻酸，这两种必需脂肪酸具有降低血脂、胆固醇及促进孕期胎儿大脑生长发育的作用。由此看来，单一油种的脂肪酸的构成不同，营养特点也不同，因此应经常更换烹调油的种类，食用多种植物油。

> **小贴士**
> 必需脂肪酸是指人体不能自身合成，必须由食物供应的脂肪酸，如亚油酸和α-亚麻酸等。机体如果长期缺乏必需脂肪酸，会影响机体免疫力、伤口愈合、视力、脑功能以及心血管的健康。

85 你知道食用油的营养成分吗?

甘油酯

每一种油脂中均含有多种甘油酯。天然油脂中以三酰甘油（甘油三酯）为主。

磷脂

可供药用，具有营养价值。油脂中磷脂的含量越少越好。

维生素

维生素的种类很多，植物油以维生素E为主，动物油脂中含维生素A、维生素D、维生素K、维生素E。玉米胚芽油与米糠油中含有丰富的维生素E，可抑制色素斑、老年斑的生成。

固醇化合物

植物油脂中含有植物固醇；动物油脂中含有动物固醇，其典型代表为胆固醇。动物胆固醇对心血管患者不利，植物固醇有良好的保健作用。

游离脂肪酸

易与空气中的氧发生氧化作用，而使油脂产生"哈喇味"。油脂中的游离脂肪酸含量越少越好。

86 如何控制烹饪用油量?

有的人一定会说，做菜的时候总是不经意放很多油，怎么才能控制用油量呢？

- 烹调食物时尽可能不用烹调油或用很少量烹调油的方法，如蒸、煮、炖、焖、水滑熘、拌、急火快炒等。用煎的方法代替炸也可减少烹调油的摄入。
- 坚持家庭定量用油，控制总量。可将全家每天应该食用的烹调油倒入一个量具内，炒菜用油均从该量具内取用，并逐步养成习惯。
- 膳食宝塔建议，烹调油摄入量应控制在每人每天不超过25g或30g。

87 动物（荤）油为什么不能多吃?

动物油中含有较多的胆固醇，它在人体内有重要的生理功能，但长期食用会加速人体器官衰老、促进血管硬化，从而引发冠心病、高血压等多种疾病，建议少吃。

植物油中基本不含胆固醇，而含豆固醇、谷固醇等植物固醇，植物固醇不但不能被人体吸收，而且还能阻止人体吸收胆固醇。

88 植物油是不是就可以多吃？

事实上，植物油也是能提供高能量的食物，长期过量摄取，一样会导致膳食相关慢性疾病的发生，因此，植物油也应该限量食用。

同为植物油，由于其饱和脂肪酸、单不饱和脂肪酸、多不饱和脂肪酸之间的比例不同，对人体健康的影响也不一样。因此，不是所有的植物油都绝对有益健康。比如氢化油也是由植物油加工而成，从外观上看与植物油没有不同，但氢化油的脂肪酸已由原来的顺式结构变为反式结构，并且导致心血管等疾病的作用比动物油更强。

89 动物油和植物油为何要搭配食用？

动物油和植物油搭配食用有利于健康。动物油含饱和脂肪酸较多，会增加血液中的胆固醇，使血管硬化，失去弹性，引起心血管疾病。植物油中含不饱和脂肪酸比较丰富，能抑制血液中胆固醇的增高。但只食植物油也不利于健康，不饱和脂肪酸过多会增加某些癌症发生的几率。饱和脂肪酸和不饱和脂肪酸都是人体正常需要的脂肪酸，两者的数量和比例应达到一定的要求，才会有利于健康。在日常生活中，应以食用植物油为主（如豆油、花生油、菜籽油和葵花子油），同时适当搭配动物油。

90 花生油适宜哪些人群食用？

花生油是从花生仁中提炼出来的油，按其加工方法和精制程序的不同，分为毛花生油、过滤花生油和精制花生油。花生油属于优质食用油，每100克花生油中含不饱和脂肪酸82.2克、脂肪99.9克、维生素E 51.6毫克。花生油属于半干性油脂，夏季是透明的液体，冬季呈黄色半固体状态。

花生油提取物给血友病患者应用，能增加抗血友病球蛋白的含量，延迟并减轻放射红斑反应。花生油还适于冠心病、高血脂和高血压患者食用。花生油的水汽蒸馏液有微弱的抑菌作用。

91 适量的芝麻油对人体有什么益处?

芝麻油是芝麻的种子榨取的油,俗称香油。中医认为芝麻油甘凉,能润燥通便、解毒生肌,常用于治疗肠燥、便秘、蛔虫积食、腹痛、疮肿溃疡、皮肤皲裂和熬制膏药等,是一种高级食用油。

芝麻油有很强的抗氧化能力,因其含有天然的抗氧化剂——芝麻酚。芝麻油的不饱和脂肪酸含量高,油酸为38%,亚油酸为46%,比花生油、菜籽油的含量都高。另外芝麻油还含有棕榈酸、芝麻素、维生素E等。由于芝麻油富含不饱和脂肪酸,因而对心血管病患者非常有益。

92 豆油、菜籽油的营养特点有哪些?

豆油是豆科植物大豆的种子所榨取的油。豆油较其他油脂的营养价值更高,可治疗肠道梗阻、大便秘结等症。

菜籽油又称菜油或芸苔油,是从菜籽中榨出来的油。菜籽油所含的脂肪酸大部分为不饱和脂肪酸,另外菜籽油中还含有维生素E。不饱和脂肪酸和维生素E都对高血脂病人有良好的保健作用。

93 色拉油是什么油?

色拉油即生拌油,虽然采用的仍是花生、大豆、葵花子、玉米等植物原料,但是运用了特殊的科学方法和加工工艺制成。与传统食用油相比,色拉油的杂质、挥发物也很少。

色拉油几乎无色、无烟、无杂质,市场上的色拉油多数以菜籽油为原料精制而成,也有一部分是以大豆油为原料。色拉油在加工时,已在高温、真空条件下除去了产生油烟的成分,也除去了异味。一般来说,大豆色拉油比菜籽色拉油的营养价值高,尤其适合中老年人食用。

94 什么是调和油?

我们经常看到有一种油写着"调和油",其实,调和油是根据使用需要将两种或两种以上成品植物油调配制成符合人体需要的油脂。

一般用来做调和的主要原料油多为精炼花生油、大豆油、菜籽油等，还可配有精炼过的玉米胚油、小麦胚油、米糠油、油茶籽油等特种油。从营养学的角度来分析，调和油应根据有利于人体健康的原则，选择不同种类植物油，合理配比脂肪酸种类和含量，这样的调和油有利于人体健康。

95 你了解橄榄油吗？

橄榄油是世界上最重要、最古老的油脂之一。橄榄油取自常绿橄榄树的果实，油脂呈淡黄绿色，具有特殊的、温和的、令人喜爱的香味和滋味。

橄榄油的营养价值高于其他食用油，是理想的凉拌用油和烹饪用油。它适合所有年龄，比如它可促进儿童神经系统、骨骼和大脑发育；有助于防止成年人动脉硬化、心血管疾病、糖尿病和消化系统失调等疾病；对于老年人骨质疏松有很好的预防作用，延缓衰老；橄榄油被誉为"美女之油"，是护肤佳品。橄榄油对人体的有益作用如下：

预防心脑血管疾病

橄榄油可以从多方面保护心血管系统，例如：防止炎症发生，减少对动脉壁的损伤；松弛动脉，降低血压；降低低密度脂蛋白胆固醇的氧化；增加体内高密度脂蛋白胆固醇的含量；橄榄油中的ω-3脂肪酸可降低血液凝块形成的速度。

抗衰老

橄榄油中胡萝卜素和叶绿素可促进细胞生长，有助于减少皱纹的产生。所含有的抗氧化剂可以消除体内自由基，防止脑衰老。

对骨骼系统的益处

橄榄油中的天然抗氧化剂和ω-3脂肪酸有助于人体对矿物质如钙、磷、锌等的吸收，可以促进骨骼生长。另外ω-3脂肪酸有助于保持骨密度，减少因自由基造成的骨质疏松。

防辐射作用

因为含有多酚和脂多糖成分，所以还有防辐射的功能，常被用来制作宇航员的食品。经常使用电脑者更视其为保健护肤的佳品。

96 什么油不能吃?

生活中,地沟油、垃圾油、炸货油和泔水油不能吃。

地沟油是将下水道中的油腻漂浮物或者将宾馆、酒楼的剩饭、剩菜(通称泔水)经过简单加工、提炼出的油。

垃圾油是质量极差、极不卫生,过氧化值、酸价、水分严重超标的非食用油。它含有毒素,流向江河会造成水体营养化,一旦食用则会破坏白细胞和消化道黏膜,引起食物中毒,甚至致癌。

炸货油在高温状态下长期反复使用,与空气中的氧接触,发生水解、氧化、聚合等复杂反应,致使油黏度增加,色泽加深,过氧化值升高,并产生一些挥发物及醛、酮、内酯等有刺激性气味的物质,这些物质具有致癌作用。

"泔水油"中的主要危害物——黄曲霉素的毒性是砒霜的100倍。

97 为什么要少吃油炸食品?

油炸食品不是毒药,但是肯定不是非常健康的食物。油炸食品具有潜在的危害性:

- ⊙ 食物经高温油炸后,一些对人体非常有用的、无法合成必须通过食物获取的营养素被破坏。
- ⊙ 油炸食品的能量比较高,容易使人发胖,而肥胖跟很多疾病相关。
- ⊙ 很多油炸食品不合格,油反复高温加热会产生很多致癌物质,主要的一种化合物为丙烯酰胺,这种化合物是富含淀粉类的食物在高温下油炸分解所产生,若经常食用,癌症发病的危险性会增高。

越来越多的人开始关注饮食,关注自身健康,逐渐地远离诸如油炸食品之类的垃圾食品。为防止能量过剩应少吃油炸食物。

98 什么是起酥油?

是什么让薯片干脆可口?奥秘就是食品原料中加了起酥油。起酥油是一类特殊脂肪,传统的起酥油是黄油,而目前氢化油是其中的主要成分。

在糕点糖果生产中,氢化油得到了广泛应用,例如黄油曲奇、奶油面包、蛋糕、派、奶油糖等原料中很可能加了人造黄油。用氢化油煎炸的食品色泽好，更酥脆、美味。

然而，油脂氢化过程中出现了反式脂肪酸，摄入过多会增加患动脉粥样硬化和冠心病的危险性，影响儿童的生长发育及神经系统健康。

欧美等国家规定膳食中反式脂肪酸提供的能量不超过总能量的2%。我国居民膳食中反式脂肪酸的摄入量远低于欧美等国家，膳食中反式脂肪酸提供能量的比例未超过总能量2%，但是也应尽量少吃含氢化油脂的食物。

99 碘盐的合理食用方法是什么？

碘盐在我国已经普及了，我们在日常生活中对它并不陌生，但是您知道在烹制菜肴时该怎样合理食用碘盐吗？下面就向您介绍一下。

因为碘盐中的碘在高温、潮湿的环境或遇到食醋等酸性物质时，比较容易挥发，所以家庭在购买、保存和使用碘盐时应该注意下面一些问题：

- ⊙ 务必购买小塑料袋包装的、有指定商标的、贴有碘盐标志的碘盐，不要随意购买私盐或无（低）碘盐，这样可以保证盐中的碘含量；
- ⊙ 不要存放时间太长，要随吃随买，以免碘挥发掉，失去碘盐的作用；
- ⊙ 装入有盖的容器，存放在阴凉、避光、干燥的地方；
- ⊙ 放盐的时机要掌握，建议在炒菜、做汤快出锅时再放盐，这样碘不会挥发；
- ⊙ 不要用油炒碘盐，以免过热。

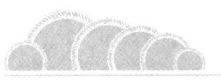

食不过量,天天运动,保持健康体重

100 怎样理解食不过量?

食不过量是指每天摄入的各种食物所提供的能量不超过人体所需要的能量。

人体的进食量通常受食欲控制,正常状态下,食欲可以有效地控制进食量,保持健康的体重,此时的食不过量就是吃饱而不吃撑。

但是由于种种原因,有些人不能有效地控制进食量,往往超过实际需要,造成过多的能量摄入,这种情况下,食不过量就意味着要适当限制进食量了。

101 怎样才能"吃不成胖子"?

俗话说"一口吃成个胖子",我们这里要说"多吃一两口吃成个胖子"。从体重增加发展到肥胖要经历较长的时间,要有长期的能量摄入大于消耗的情况。

研究发现,每天除了正常饮食外,如果一个人每天多吃那么"一两口",例如米饭40g、水饺25g(2～3个饺子)、烹调油5g,这样少的东西如果累计起来,大约一年就可以让这个人体重增加1kg。如果这样持续10年、20年下来,一个体重在正常范围内的健康人就可以变成肥胖者。因此,预防不健康的体重增加要从控制日常的饮食量做起,从少吃"一两口"做起,还应增加各种消耗能量的体育锻炼,长期坚持就有可能保持适宜的体重。

102 什么是体质指数(BMI)?

我们经常会听到"体质指数(BMI)",到底这是什么意思呢?

体质指数(body mass index,BMI)是国际通用的、评价营养状况的众多指标中被公认为较有价值的常用指标,可用来评价18岁以上成人的营养状况。它不仅能较敏感地反映体型胖瘦程度，而且与皮褶厚度、上臂围等营养状况指标的相关性也较高。体质指数的计算公式为：

BMI = 体重（kg）/身高（m）²

需要注意的是，体重要以千克为单位，身高要以米为单位。

103 怎样用BMI判断体重是否健康？

当前有很多BMI判定标准，如世界卫生组织的、国际肥胖组织的标准等，但是中国人最好使用适合中国居民的判断标准。

中国肥胖问题工作组提出，我国健康体重的BMI范围为18.5~23.9 kg/m²，BMI在24~27.9kg/m²者为超重，大于等于28kg/m²者为肥胖。体重在健康范围内者患各种疾病的危险性小于消瘦者（BMI<18.5）或超重和肥胖者。但是对于运动员等体内肌肉比例高的人，健康体重的BMI范围不一定适用。

你可以在"中国成年人BMI阶梯图"（见彩页，图8）中找到自己的身高（米）和体重（千克），身高和体重相交的方块中的数字是您的BMI值。判断您体重的方法是：

如果相交的方块是黄色的，则为消瘦；
如果相交的方块是绿色的，则为正常；
如果相交的方块是橙色的，则为超重；
如果相交的方块是红色的，则为肥胖；

104 如何判断7~17岁儿童青少年的体重是否健康？

儿童青少年健康体重的判断要考虑他们的身高和体重的变化。这个人群的健康体重标准由中国肥胖问题工作组利用我国儿童青少年的生长发育数据得到（表2-9），在使用时可按照不同的年龄选择相应的参考值，如果一个7~17岁的儿童青少年的BMI低于超重参考值，则为正常；BMI高于超重参考值但低于肥胖参考值则判断为超重；如果BMI超过肥胖参考值，则判断为肥胖。

表2-9　7~17岁儿童青少年超重肥胖判断标准（BMI，kg/m²）

性别	年龄（岁）	WHO 超重	WHO 肥胖	WGOG 超重	WGOG 肥胖
男	7~	17.37	19.18	17.4	19.2
	8~	18.11	20.33	18.1	20.3
	9~	18.85	21.47	18.9	21.4
	10~	19.60	22.60	19.6	22.5
	11~	20.35	23.73	20.3	23.6
	12~	21.12	24.89	21.0	24.7
	13~	21.93	25.93	21.9	25.7
	14~	22.77	26.93	22.6	26.4
	15~	23.63	27.76	23.1	26.9
	16~	24.45	28.53	23.5	27.4
	17~	25.28	29.32	23.8	27.8
	18~	25.00	30.00	24.0	28.0
女	7~	17.17	18.93	17.2	18.9
	8~	18.18	20.36	18.1	19.9
	9~	19.19	21.78	19.0	21.0
	10~	20.19	23.20	20.0	22.1
	11~	21.18	24.59	21.0	23.3
	12~	22.17	25.95	21.9	24.5
	13~	23.08	27.07	22.6	25.6
	14~	23.08	27.97	23.0	26.3
	15~	24.29	28.51	23.4	26.9
	16~	24.74	29.10	23.7	27.4
	17~	25.23	29.72	23.8	27.7
	18~	25.00	30.00	24.0	28.0

注：引自中华流行病学杂志2004年2月第25卷第2期P97-102；WHO：世界卫生组织；WGOC：中国肥胖工作组。

105 体重与能量平衡有什么关系？

成年人健康体重取决于体内的能量平衡，即能量摄入与能量消耗的平衡。食物提供人体所需要的能量，以满足基本的生命活动和日常身体活动的需要。健康成人维持基本生命活动消耗的能量通常在一个稳定范围内，而日常身体活动和运动消耗的能量变化较大。所以进食量和身体活动是维持能量平衡的两个决定性因素。当进食量相对大于运动量时，多余的能量就会在体内以脂肪的形式积存下来增加体重，久之就会使人发胖；相反若进食量相对小于运动量时，能量不足可以引起体重降低，久之会造成体重过低和消瘦。所以，为了保持健康的体重，提倡食不过量，天天运动。

106 过分纤瘦对女性会有哪些危害?

现在,不少女性为了保持苗条的体形,吃得越来越少,过瘦对女性的危害有很多种,不可忽视。

脱发

身体过瘦的人其脂肪和蛋白质供应不足,因此头发脱落,发色失去光泽。

骨质疏松

过瘦的人体内雌激素水平不足,影响钙与骨的结合,无法维持正常的骨密度,易出现骨质疏松、骨折。

贫血

营养摄入不均衡使得铁、叶酸、维生素B_{12}等摄入不足,造成贫血。

胃下垂

以饥饿法瘦身的女人如感觉食欲不振、胀气、胀痛,很可能是胃下垂的征兆。

记忆衰退

体内脂肪摄入量和存贮量不足,机体营养匮乏使脑细胞受损严重,将影响记忆力。

子宫脱垂

没有了足够脂肪的保护,容易形成子宫脱垂。

107 过分纤瘦的孕妇对下一代有哪些危害?

胎儿生长迟滞

孕期体重增加不够,或在妊娠28周之后体重不再增加,胎儿的生长和发育会减缓甚至停顿;

低体重

过分纤瘦造成的母亲贫血会影响到胎儿的正常发育,造成胎儿出生低体重;

新生儿并发症

孕妇体重过轻会导致新生儿营养不良,使婴儿对于感染性疾病和寄生虫疾病的抵抗力降低;

新生儿死亡

孕妇严重营养不良或母体体重极度过轻可能导致新生儿出现腹泻、麻疹、肺炎或其他疾病,严重者造成新生儿死亡。

108 孕妇超重和肥胖对下一代有哪些影响？

巨大胎儿
可能造成分娩时产程不顺或难产，进而危害胎儿与母亲的生命；

产程不顺
胎儿头围增大或身体比较壮硕，会阻碍产程的进展；

肩难产
如果胎儿个头超过了应有大小，加上妈妈用力不佳等因素，分娩过程中容易出现肩难产；

产道裂伤
个头过大的宝宝经过产道时容易造成母亲产道裂伤，出血量会较多；

妊娠糖尿病
在一些带有糖尿病基因或是特别爱吃甜食的怀孕妈妈中，不注意饮食会使血糖上升，如果有妊娠糖尿病就可能导致巨大儿、死胎、新生儿血糖过低等并发症；

妊娠毒血症
怀孕期间特别是在孕五个月后体重增加过速，易合并妊娠毒血症。孕妇会出现高血压、水肿或者蛋白尿等临床病症，进而影响胎儿的成长与氧气获得，常常导致胎儿生长迟滞、胎盘早期剥离、甚至死胎等严重并发症；

产后肥胖
分娩过后，体重不容易恢复到产前状态。

109 有氧耐力运动对健康有什么有益作用？

有氧耐力运动需要氧气参与运动中的能量供应，负荷在小到较大强度范围间，通常可以持续几分钟或更长时间，如步行、骑自行车、慢跑、游泳等。

有氧耐力运动能增进心肺功能，降低血压、血脂和血糖，增加胰岛素的敏感性，改善血糖、血脂和一些内分泌系统的调节，提高骨密度，保持或增加瘦体重，减少体内脂肪蓄积，控制不健康的体重增加。

这些作用长期会降低冠心病、中风、2型糖尿病和肿瘤的风险；有助于延长寿命，预防高血压、骨质疏松症和肥胖，改善骨关节功能、缓解疼痛；对调节心理平衡，增强自信心、减轻压力，缓解焦虑、抑郁及孤独感，改善睡眠，延缓老年人认知功能的下降也有一定帮助。

⑩ 肌肉力量训练对健康有什么有益作用？

肌肉力量训练主要针对身体的大肌肉群，训练中肌肉对抗阻力产生收缩，阻力大小不同，肌肉可重复的收缩次数不同，对肌肉骨骼形成的负荷也不同。阻力负荷可以采用哑铃、沙袋、弹力带、健身器械，也可以是肢体和躯干自身的重量。

肌肉力量训练具有促进心血管健康和血糖控制等作用，特别是对骨骼、关节和肌肉的强壮作用更大，这不仅可以延缓身体运动功能的衰退，还有助于预防老年人的骨折和跌倒造成的伤害。骨骼肌的代谢调节作用与糖尿病、肥胖和心血管病的发生和发展有关，因此肌肉力量的锻炼也有助于多种慢性疾病的预防和控制。

> **小贴士**
>
> 瘦体重：又称去脂体重，是人体重量的主要构成部分之一。人的体重按组织成可分为两部分，即脂肪成分、非脂肪成分。瘦体重指非脂肪成分的重量，主要由肌肉、皮肤和骨骼等组织的重量构成，可以反映人体内的结构分布和变化的特征。在人体新陈代谢过程中，保持适宜的瘦体重对维持健康具有重要的意义。瘦体重可以用生物电阻抗法、密度法以及同位素稀释法等多种方法进行测定。

⑪ 为什么要坚持运动？

锻炼不能三天打鱼、两天晒网。停止经常的运动锻炼，几天后机体的血糖调节能力就会受损，几个月后心脏功能就会明显降低。心血管病、糖尿病、癌症等慢性病一般要有20年以上的漫长发展过程，只有坚持锻炼，才能起到预防或延缓它们发生和发展的作用。

为此，每周应锻炼5天以上，最好养成每天锻炼的习惯。生活和工作中养成多动的习惯，培养某种体育项目的爱好，选择有趣味的运动内容，都可以帮助你坚持锻炼。

> **小贴士**
>
> 体育锻炼的活动量代表身体所承受的体力负荷的多少，可以通过运动持续的时间、运动的强度和每周锻炼的次数（频度）表示。

⑫ 健康成年人的适宜身体活动量是多少？

因为个人体质差异，所能承受的运动量也不同；个人的工作性质和生活习惯不同，在选择运动时间、内容、强度和频度时也可以有不同的选择。在日常生活中养成多活动的生活习惯，每天都进行一些消耗体力的活动，是健康生活方式中必不可少的内容。用家务、散步等活动来减少看电视、打牌等久坐少动的时间。上下楼梯、短距离走路和骑车、搬运物品、清扫房间都可以增加能量消耗，有助于保持能量平衡。

一个人每天的运动可以分为两部分：一部分是包括工作、出行和家务这些日常生活中消耗较多体力的活动，另一部分是体育锻炼活动。

不管是什么活动，你的每次活动应达到相当于中速步行1000步以上的活动量。运动锻炼应量力而行，体质差的人活动量可以少一点；体质好的人，可以增加运动强度和运动量。根据能量消耗量，骑车、跑步、游泳、打球、健身器械练习等活动都可以转换为相当于走1000步的时间。完成相当于1000步的活动量但强度大的活动内容所需的时间更短，心脏所承受的锻炼负荷更大。

不论运动强度和内容，适当活动可消耗更多的能量，对保持健康体重有帮助。建议一个健康的成年人每天累计各种活动的量应该达到相当于6000步的活动量，每周约相当于4万步。表2-10给出了常见身体活动的千步当量数及时间。

表2-10 常见身体活动的千步当量数及时间

活动项目	千步当量数*	千步当量时间（分钟）
家务活动		
整理床，站立	3.0	20
洗碗，熨烫衣物	3.9	15
收拾餐桌（走动），做饭或准备食物	4.5	13
擦窗户	5.4	11
手洗衣服	6.9	9
扫地、扫院子、拖地板、吸尘	7.5	8
步行		
3km/hr，慢速	4.5	13
4km/hr，下山	6.0	10
5km/hr，中速	7.5	8
5.5~6km/hr，快速	9.0	7
5.5km/hr，上山	15.0	4
下楼	6.0	10
上楼	21.0	3
上下楼	10.5	6
健身操（轻或中等强度）	10.5	6
轮滑旱冰	18.0	3
跑步		
走跑结合（慢跑成分不超过10min）	15.0	4
慢跑，一般	18.0	3
8km/hr，原地	21.0	3
9.6km/hr	27.0	2
跑，上楼	42.0	1

续表

活动项目	千步当量数*	千步当量时间（分钟）
球类		
保龄球	6.0	10
高尔夫球	10.5	6
乒乓球	9.0	7
网球，一般	12.0	5
网球，单打	21.0	3
羽毛球，一般	10.5	6
太极拳	7.5	8
跳绳		
慢速	21.0	3
中速，一般	27.0	2
快速	33.0	2
舞蹈		
慢速	6.0	10
中速	10.5	6
快速	13.5	4
瑜伽	9.0	7
游泳		
踩水，中等用力，一般	9.0	7
爬泳（慢），自由泳、仰泳	21.0	3
蛙泳，一般速度	27.0	2
爬泳（快），蝶泳	30.0	2
自行车		
12km/hr~16km/hr	9.0	7
16km/hr~19km/hr	15.0	4

*千步当量数（MET）：进行相应活动项目一小时相当的千步数。1 MET=1kcal/（kg·h）。
来源：《中国居民膳食指南》。

113 如何把握适宜的运动强度？

每个人都要找到适合自己的活动强度和活动量，锻炼才会安全有效。有效地促进健康需要每天4千步以上中等强度的活动，如快走、上楼、擦地等，每次活动应在1千步活动量或10分钟以上。根据自己的感觉判断运动强度便捷有效：中等强度活动时，你会感觉到心跳和呼吸加快，用力但不吃力，你可以随着呼吸的节奏连续说话，但不能唱歌（表2-11）。

一般健康人还可根据运动中的心率来控制运动强度（表2-12），这可以通过运动后立刻计数脉搏10秒，再乘以6得出。那么，中等强度的运动心率一般应达到：[150－你的年龄]（次/分钟）；除了体质较好者以外，运动心率不宜超过：[170－你的年龄]（次/分钟）。举个例子来说：如果你40岁，那么你运动时的心率应控制在110～130次/分钟之间。

表2-11 运动强度的判断

运动强度	相当于最大心率百分数（%）	自觉疲劳程度（RPE）	代谢当量（MET）
低强度	40～60	较轻	<3
中强度	60～70	稍累	3～6
高强度	71～85	累	7～9
极高强度	>85	很累	10～11

注：最大心率＝220－年龄；MET：代谢当量；1 MET=1kcal/（kg·h）。
引自《运动营养学》。

表2-12 运动时的适宜心率

年龄（岁）	心率（次/分）
18-	130～160
20-	130～160
30-	120～150
40-	110～140
50-	100～130
60+	90～120

注：引自《运动营养学》。

114 你知道运动时要注意的安全事项吗？

有规律地进行体育锻炼是为了健康，注意运动的安全是基本前提，那么，运动时要注意哪些安全事项呢？

- 如果你日常活动很少，岁数在中年以上，计划锻炼前应做必要的健康检查；
- 冠心病、糖尿病、高血压、骨质疏松、骨关节病等患者参加锻炼应咨询医生；
- 每次锻炼前应先做些伸展活动，锻炼开始应逐渐增加用力；
- 根据天气和身体情况调整当天的运动量；
- 运动后不要立即停止活动，应逐渐放松；
- 日照强烈出汗多时适量补充水和盐；
- 步行跑步应选择安全平整的道路，穿合适的鞋袜；
- 肌肉力量锻炼避免阻力负荷过重，应隔日进行；

⊙ 运动中出现持续加重的不适感觉，应停止活动，及时就医。

115 你了解减肥不当的危害吗？

减肥是一个热门话题，常见的因不当节食减肥造成的不良后果有：

女性闭经

因为限制饮食，使体重急剧下降会导致体重减轻性闭经。

诱发胆结石

胆汁的积滞和胆盐呈过饱和状态如同时存在，会促使结石形成。

损害脑细胞

不当的节食减肥不但使机体营养匮乏，而且对大脑记忆功能细胞的危害很大，严重时会导致记忆力减退。

骨质疏松

减肥过度的女性体内的雌激素水平偏低，容易引起骨质疏松症和骨折。

头发脱落

通常减肥的人只吃蔬菜、水果等，蛋白质及微量元素摄入不足，头发就会枯黄、脱落。

易患神经性厌食症

减肥过度易患神经性厌食症，出现内分泌紊乱、焦虑、失眠、强迫性思绪等，严重者会有抑郁症。

116 你知道减肥要讲科学吗？

减肥是将"肥胖功能状态"转变为"正常功能状态"，只有在减少能量摄入、保证合理平衡膳食、保证身体生理功能正常时，才能保证减肥的顺利进行，减肥要以健康为前提。

减肥不宜短期过快，以免出现循环系统的问题和导致肾功能损害。科学的减肥速度为平均每周减0.5～1.0kg，3个月为一疗程。科学减肥是减脂而不减瘦组织，不能损伤肌肉。

不能单纯把体重减少看成减肥的标准。目前认为最科学的减肥方法是均衡营养与合理运动减肥法。要制订一个合理的计划和目标，改变不良饮食习惯，在均衡饮食的前提下，每日参加适量、合理的运动。

减肥是一个长期的建立健康生活方式的过程，需持之以恒，才能有效地控制体重，有效地阻止反弹。

减肥也应以预防为主，通过在居民中宣传合理营养、健康的生活方式以及防止肥胖的科学知识，才可以让居民提高自我保健意识，防患于未然。

三餐分配要合理，零食要适当

❶❶❼ 一日吃几餐比较合理？

到底一天应该吃几餐？每一餐吃多少？这些问题应该根据个体的年龄、消化系统活动规律，并结合日常生活、工作、学习的具体情况来具体安排。

科学表明，一个健康人应该一日三餐。胃的排空时间与很多因素有关，一般来讲，稀的、流体食物就比稠的、固体食物排空快，小块食物比大块食物排空快，含蛋白质和脂肪多的食物比其他食物排空快。我国现行7~8小时工作制，居民食物仍以植物性食物为主，胃排空时间一般为4~5小时，餐后3~4小时会产生饥饿感，一日三餐是合理的。

婴幼儿由于生长发育较快，对能量和营养素的需要量相对较大，但胃容量较小，胃功能较脆弱，消化酶的种类和分泌量都不充足；如要保证营养需要，就应该少食多餐，也就是说要加餐，并且每一餐的食量要适当。

孕产妇或乳母的膳食要保证母子的营养需求，营养素、能量和进食量都要比平时增加，这部分人群也要加餐。

老年人的胃功能随着年龄的增加而减弱，消化酶分泌减少，而且不耐饥饿，容易发生低血糖。在不超过生理需要的条件下，老年人也应该每天少食多餐。

重度体力活动者因其劳动强度大，消耗的能量和营养素较多，因此进食量也要加大，并要根据不同的职业特点、工作性质和条件适当安排加餐。

❶❶❽ 如何科学安排一日三餐？

一日三餐要相对规律，三餐定时定量，不应该饥一顿、饱一顿。

从时间上讲

一般情况下，早餐安排在6：30－8：30、午餐11：30－13：30、晚餐18：00－20：00之间为宜。早、午、晚进餐时间以30分钟左右为宜。

从数量上讲

一日三餐的食物量通常以能量作为分配标准。一般情况下，早餐提供的能量应占全天总能量的25%~30%、午餐占30%~40%、晚餐占30%~40%为宜；但这个比例也不是绝对的，可以根据个人的职业、劳动强度和生活习惯进行适当调整；而各类食物的食用量可根据能量的需要进行调整。

从食物上讲

三餐的安排要考虑主食、动物性食物和豆类、蔬菜水果、奶类等食物各要占有一定比例；采用什么方法来烹调；随季节变化、生理状况和工作需要安排食物；食品的烹调要合乎卫生要求。

119 一日三餐如何合理搭配？

食物搭配是指科学安排每餐的食物，提高膳食质量，增进人体健康。科学搭配膳食有利于增加食物营养，有利于营养素的消化吸收，有利于促进食物的相互协调、取长补短。

主食多样 粗细搭配

每一餐的主食可以适当变化种类，而且要尽量粗细粮搭配、粮豆混食。

主食干稀搭配

可根据个人喜好做到主食干稀搭配，比如晚餐主食吃包子、米粥（如玉米粥、八宝粥等）。干稀搭配能扩大粗细粮搭配的范围且有利于消化吸收。

副食荤素搭配

畜肉类及其制品、禽肉类及其制品、蛋类及其制品、蔬菜类及其制品、奶类及其制品、鱼虾蟹贝类、干豆类及其制品等副食要荤素搭配，以保证蛋白质、矿物质、维生素的全面摄入。

每天都吃蔬菜和水果

坚持每天吃蔬菜和水果，而且要变化种类。

120 一日三餐要避免哪些坏习惯？

不宜暴饮暴食

大吃大喝、暴饮暴食不但引起胃肠功能紊乱，还可诱发各种疾病如急性胃扩张、胃下垂等。

不宜常吃烫食

有人喜欢吃比较热的食物，但是太烫的食物容易烫伤口腔黏膜、食道等。

不宜经常吃咸食

有的人吃菜喜欢味道偏咸的，这样的人每天的食盐量就会很高，长期如此会带来发生高血压等疾病的危险。

不宜"狼吞虎咽"

我们不提倡狼吞虎咽的习惯，吃饭过快会使食物嚼不烂，吞到胃里就会加重胃和肠道的负担，严重者可致胃炎和胃溃疡。

不要挑食和偏食

长期偏食或只吃一种或几种食物，会使身体持续缺少某些营养素，甚至引起营养缺乏病。

饭前不宜剧烈运动

人在剧烈运动后刚停止下来之时，食欲不高，这种状态下进食必然造成消化系统的紊乱。建议剧烈运动后0.5～1小时再进食。

饭前不宜喝较多饮料

空腹时喝很多甜味饮料会影响进餐食欲，从而妨碍各种营养素的摄取。在就餐时可以喝一些饮料，但也不要过多。

饭后不宜立即洗澡

饭后立即洗澡会使血液进入体表血液循环，妨碍食物的消化吸收。

饭后不宜立即睡觉

饭后立即睡觉会使食物滞留在胃肠中，不利于消化；而且容易使人发胖，还有发生中风的危险，老年人更要注意。

饭后不宜立即喝茶

由于茶中的鞣酸会和食物中的铁结合，妨碍铁的吸收，尤其是老年人要格外注意。饮茶时间应安排在餐前或餐后1～2小时为宜。

饭后不宜吸烟

就餐后人体的能量增加，血液循环加快，此时吸烟，烟中的有毒物质在体内的吸收会加快，不宜健康。

121 不吃早餐的危害有哪些？

很多人都有不吃早餐的习惯，早餐是人们最容易忽视或感到安排有困难的一餐。不少人早晨恋床，似乎多躺5分钟、10分钟是一种享受，急匆匆洗漱后就开始向单位冲刺，吃早餐的时间就这样被省略掉了。还有的人觉得早晨起来没有胃口，一点也不想吃东西。长期不吃早餐是有害处的。

易造成血糖过低

早餐对营养的摄入、健康状况、工作或学习效率至关重要。如果早餐不能及时补充糖原，上午会有低血糖进而出现饥饿感、反应迟钝、注意力不集中，甚至会头晕，从而影响工作或学习效率。

易造成营养素摄入不足

早餐在全天膳食中占有重要的地位，长期不吃早餐，早餐的营养就很难在午餐和晚餐中得到补充，从而容易引起能量及营养素摄入不足。

易造成脂肪肝

不吃早饭会影响一个人每天所需能量和糖的补充，为了保证血糖浓度，肝脏中储备的糖就要分解成葡萄糖释放入血液。但是，人的肝脏中储备的糖是很少的，如果动用了肝脏的储存糖，脂肪就会乘虚而入，肝内就会沉积脂肪，久而久之可导致脂肪肝；同时，肝脏丢失了糖，就失去了糖对肝功的保护，肝脏就很容易被细菌和病毒感染。

易得胃病

长期不吃早餐会导致胃部不适，久而久之则可引发胃炎、胃溃疡等疾病。

易产生胆结石

长期不吃早餐还容易导致胆结石。

易变胖

不吃早餐或早餐吃得太简单的人，整个一上午都会感觉饥饿，等到午餐、晚餐时，就放开了去吃，结果导致摄入与消耗不均衡，就容易变胖。

122. 怎样判断你的早餐是否营养充足？

早餐除了吃主食外，还应该吃一些牛奶、鸡蛋、肉类或豆制品以及适量的蔬菜或水果，食物种类多样、搭配合理可延长食物在胃内存留的时间，从而不至于很快就有饥饿感，并能维持血糖水平。那么什么样的早餐才可以算是一顿营养、健康的早餐呢？正确的早餐食用方法应包括四种类别的食物：

- 以提供能量为主的：主要是碳水化合物含量丰富的粮谷类食品，如面包、馒头等；
- 以供应蛋白质为主的：主要是肉类、禽蛋类食品；
- 以供应无机盐和维生素为主的：主要指新鲜蔬菜或水果；
- 奶类与奶制品、豆制品。

如何快速评价早餐的营养是否充足呢？我们有一个办法，那就是根据你早餐所吃的食物种类的多少来判断。如果早餐中包括了"谷类"、"动物性食物（肉类、蛋）"、"奶及奶制品"、"蔬菜和水果等"4类食物，则为早餐营养"充足"；如果只包括了其中3类，则早餐的营养为"较充足"；如果只包括了其中2类或以下则早餐的营养"不充足"或者"较差"。

123. 早餐没有食欲怎么办？

有的人早上就是不想吃东西、没有胃口，这是因为早晨起床后，由于胃肠道内的消化液黏稠，消化腺的分泌功能还没有活跃起来，这时人就会感觉口干、没有食欲，为了解决这个问题，专家提出下述建议，您不妨试一试：

- 晚上按时睡觉，早上按时起床，作息有规律；
- 前一天的晚餐距离睡前不要太近，饭菜要清淡，吃得不可过饱，睡前尽量不吃甜食和煎炸食品；
- 早上起床后立即饮用一杯温热的白水，也可喝淡盐水；
- 早晨起床后在房间里或阳台上做一些舒展运动后再进餐，不要从床上爬起来就去吃饭；
- 早餐的食物要讲究质量，清淡一些，干稀搭配。

124 为什么不建议吃冷的早餐？

很多人为了节约早上的时间，来不及将食物加热就吃，然而，吃冷的早餐对身体是没有好处的。只有身体温暖，人体的微循环才会正常，氧气、营养及废物等的运输才会顺畅。人在清晨刚起床时，肌肉、神经及血管都还呈收缩状态，如果这时再吃冰冷的食物，就会使体内各系统挛缩、血流不顺。这个问题带来的危害短时间内可能还看不出来，长时间胃肠道的消化和吸收功能就会出现问题。另外，冰冷的早餐还会影响身体对食物中营养的吸收，带来胀气、便稀等问题，使人的抵抗力下降。

125 你知道午餐如何科学搭配吗？

一日三餐中，午餐占有十分重要的地位，有人称之为"每天体力的加油站"，在一日三餐中起着承上启下的作用，既可以补充上午的体力消耗，还可以为下午的学习或工作储备能量。午餐吃什么食物应该根据不同年龄人群的营养需要，按照合理营养、平衡膳食的要求来选择。我们所说的"午饭要吃饱"包含着两层意思：食物的数量要足，食物的质量要好。

午餐的主食可在米饭、面制品（馒头、面条、大饼、玉米面发糕等）中间任意选择，副食要多样化，如吃一些鱼肉、鸡肉、瘦猪肉、牛肉、羊肉以及水产品和豆制品等。午餐要吃饱，不等于暴饮暴食，一般吃到八九分饱就可以。午餐不宜只吃一碗面条、几个包子、几个馄饨等食物，这样简单的午餐提供的优质蛋白质较少，钙、锌、维生素A、维生素C等微量营养素也很少，对人体健康可能产生不利影响。午餐后，在下午3至4点最好吃1~2个水果，以便增加维生素、膳食纤维等其他营养素的摄入。

126 晚餐如何做到科学与合理？

晚餐与次日早餐间隔时间很长，所提供的能量应该满足夜间活动、睡眠的需要，晚餐提供的能量应占全天所需总能量的30%~40%，不吃晚餐或者晚餐搭配不当容易引起疾病。

由于我们平时工作很紧张，生活节奏也很快，不少家庭的早餐和中餐多数都不会精心准备，只有晚餐时一家人才能好好坐在一起，共同享受丰盛的晚餐。然而晚餐过饱、暴饮暴食、多油荤、进食太晚均对健康有害。晚餐要科学与合理，表现在：

晚餐食物的选择

主食可以在米面食品中选择富含膳食纤维的食物如糙米、全麦食物，这类食物既能增加饱腹感，又能促进肠胃蠕动。另外，副食可选择适量的动物性食品、大豆及其制品、蔬菜和水果等。

晚餐要适量

晚餐吃过多食物会摄入较多能量，如果身体活动相对较少则可以造成体重的增重，给健康带来不利影响。晚餐吃得太饱，会带来胃肠负担。所以，晚餐要少吃，以吃含脂肪少、易消化的食物为佳，但也不能一概而论。那些上夜班的工人、"开夜车"的学生和晚上要加班的人，还是要适当吃一些夜宵，例如晚餐后2小时喝一杯牛奶、吃几片饼干或者吃一个苹果等等，都可以起到缓解饥饿、提高工作效率的作用。

晚餐的适宜时间

吃晚餐的时间不宜太晚，一方面造成能量蓄积，另一方面会引起尿结石。建议晚餐至少要在就寝前2小时进食。

127 应该怎样正确看待零食？

零食是指非正餐时间所吃的各种食物和饮料。我国城市儿童青少年普遍吃零食，多数成年人也喜欢吃。

多年来，人们都在指责吃零食是一个坏习惯，例如经常吃高能量、高脂肪的零食就会影响正餐或打乱饮食规律，造成营养不均衡或者某些营养素摄入不足；吃太多零食还可能使能量摄入过多引起体重的增加等。因为缺乏营养知识，许多人对零食产生错误的认识，认为零食完全是一种不利于健康的食物。

事实上，我们不能简单认为吃零食是一种不健康的行为，零食对健康具有双面作用，它表现在：一方面零食可能导致体重增加、营养不良和影响正餐胃口；另一方面合理有度地吃零食可以缓解正餐间的饥饿，避免正餐吃得过饱，可以补充机体所需的能量和营养素，同时还能缓解紧张情绪和给生活增添乐趣。

零食是全天膳食的一个组成部分，在评估一个人的能量和营养摄入是否合理的时候，应该将零食计算在内。但是，零食所提供的能量和营养素不如正餐全面、均衡，所以吃零食的量不宜过多。

128. 老百姓应该如何选择零食？

合理选择零食，要遵循以下原则：

⊙ 根据个人的身体情况及正餐的摄入状况选择适合个人的零食，如果三餐能量摄入不足，可选择富含能量的零食加以补充；对于需要控制能量摄入的人，含糖或含脂肪较多的食品属于限制选择的零食，应尽量少吃；如果三餐蔬菜、水果摄入不足，应选择蔬菜、水果作为零食。

⊙ 一般说来，应选择营养价值高的零食，如水果、奶制品、坚果等，它们所提供的营养素可作为正餐之外的一种补充。

⊙ 应选择合适的时间，两餐之间可适当吃些零食，以不影响正餐食欲为宜。晚餐后2～3小时也可吃些零食，但睡前半小时不宜再进食。

⊙ 零食的量不宜太多，以免影响正餐的食欲和食量，或者导致能量摄入过多；

⊙ 为了控制过多的能量摄入，在同类食物中可选择能量低的。

129. 在校学生要不要吃课间餐？

课间餐是指在早餐和午餐之间，上了两节课后的加餐。学生是否该吃课间餐要结合他们的具体情况而定，由于种种原因，现在的许多学生早餐吃得并不好，有的不吃，有的孩子吃泡饭，大多数以填饱肚子为准，因此摄入的营养素常不能满足孩子整个上午能量的消耗；而且孩子的胃相对较小，也不可能容纳太多的食物；加上孩子学习功课较多，运动消耗较大，还是需要更多的能量和营养支持。因此在有条件的情况下，吃课间餐是为学生补充能量与营养的好措施。

课间餐最好是吃新鲜水果、牛奶或酸奶，也可以吃一些全麦的甜度不是很高的面包、饼干等，但是一定要吃很少量，以免影响正餐的进食。

130. 3～5岁的儿童如何正确选择和消费零食？

3～5岁学龄前期是培养良好饮食行为和生活方式的重要时期。家长、教师应该以身作则，教育和引导儿童正确认识食物的特点，帮助儿童建立有益健康的饮食行为。

⊙ 零食应是合理膳食的组成部分，不要仅从口味和喜好选择零食；

- 选择新鲜、易消化的零食，多选用奶类、水果和蔬菜类的食物；
- 吃零食不要离正餐时间太近，不应影响正餐的食量，睡觉前半小时避免吃零食；
- 少吃油炸、含糖过多、过咸的零食；
- 多喝白开水，少喝含糖饮料；
- 吃零食前要洗手，吃完零食要漱口；
- 注意零食的食用安全，避免豆类、坚果类等零食呛入气管。

131 6~12岁的儿童如何正确选择和消费零食？

6~12岁的儿童其运动能力、自主性、独立性增强，可接受和理解食物与健康的相关知识。教师和家长有责任教导和帮助儿童养成良好的饮食习惯。

- 零食应是合理膳食的组成部分，不要仅从口味和喜好选择零食；
- 选择新鲜、易消化的零食，多选用奶类、水果蔬菜类和坚果类的食物；
- 学习、了解不同零食的营养特点，不要盲目跟随广告选择零食；
- 吃零食的时间不要离正餐太近，每天吃零食一般不超过3次；
- 每次吃零食应适量，避免在玩耍时吃零食；
- 少吃油炸、含糖过多、过咸的零食；
- 养成多喝白开水的习惯，少喝含糖饮料；
- 注意饮食卫生及口腔清洁，少吃街头食品。

132 13~17岁的儿童青少年如何正确选择和消费零食？

13~17岁儿童青少年处于青春期发育阶段，由于生长速度快、活动量大，对能量和各种营养素的需要增加，应给予充分关注。家长和教师应及时予以正确引导，使其掌握营养与健康的相关知识，合理选择零食。

- 零食应是合理膳食的组成部分，不要仅从口味和喜好选择零食；
- 多选用奶类、水果蔬菜类、坚果类等新鲜食物；
- 认识零食的营养特点，学会选择和购买有益健康的零食；
- 根据运动或学习需要，在正餐之间吃适量零食，但每天食用不要太频繁；

- 在休闲聚会、看电视等情况下，警惕无意识地过量食入零食；
- 少吃油炸、含糖过多、过咸的零食；
- 少喝含糖饮料，不喝含酒精饮料；
- 不要以吃零食的方式来减肥；
- 注意食品卫生和口腔卫生，少吃街头食品。

133 怎样理解零食指南扇面图？

为了帮助人们理解《中国儿童青少年零食消费指南》提出的建议，营养研究人员根据零食的类别与这些食物是否有利于健康特别制作了零食指南扇面图（见彩页，图9）。

扇面图共有十个扇形区域，分别代表十类可以作为零食的食物，它们是："糖果类零食"，"肉类、海产品、蛋类零食"，"谷类零食"，"豆及豆制品零食"，"蔬菜水果类零食"，"奶及奶制品零食"，"坚果类零食"，"薯类零食"，"饮料类零食"，"冷饮类零食"。

根据每一类零食的营养特点和制作方式，我们用颜色来表示三个级别：绿色代表"可经常食用"，黄色代表"适当食用"，橙色代表"限量食用"。在每一类食物、每一个推荐级别里都给出此级别食物的主要特点。虽然扇面图上的食物不能囊括所有，但是给出的几个例子有助于儿童青少年对零食的认识。

"可经常食用"的零食

营养含量丰富，同时多为含有或添加低油、低盐和低糖的食品和饮料。这些食物既可提供一定的能量和膳食纤维、钙、铁、锌、维生素C、维生素E、维生素A等人体必需的营养素，又避免摄取过量的油、糖和盐，这些零食属于有益健康的零食。

"适当食用"的零食

营养含量相对丰富，但是却含有或添加中等量油、糖、盐等的食品和饮料。

"限量食用"的零食

从营养学角度，含有或添加较多量油、糖、盐的食品和饮料提供能量较多，但几乎不含其他营养素。经常食用这样的零食会增加超重与肥胖、高血压以及其他慢性病的风险。此处的限量，并非禁止。

小贴士　能量比较高的零食

零食类别	举例
糖果和巧克力、甜点	各种糖果、巧克力等；奶油蛋糕、蛋黄派、曲奇饼、油酥饼等
含糖饮料	可乐、雪碧、汽水、果汁饮料等
油炸方便即食、膨化食品	油炸干脆面、油炸锅巴等
肉及制品类	猪/牛肉脯、猪/牛肉干、香肠等
薯类	油炸制品如炸薯条、炸薯片
坚果类	松子、葵花子、花生等

小贴士　富含维生素A的零食

零食种类	举例
奶及奶制品	鲜牛奶、纯酸奶、奶酪
蛋类	煮鸡蛋、蒸蛋羹
黄绿色水果和蔬菜类	芒果、柑橘、杏、枇杷、胡萝卜、西红柿
薯类	红心甜薯

小贴士　富含维生素E的零食

零食种类	举例
坚果类	花生、杏仁、腰果、榛子、开心果、芝麻、葵花子、西瓜子等
豆类及豆制品	鲜豆浆、豆类

小贴士　富含维生素C的零食

零食种类	举例
水果类	樱桃、苹果、柠檬、梨、草莓、柑橘、猕猴桃、红枣、山楂、橙子、葡萄等
蔬菜类	西红柿、柿子椒

小贴士　富含钙的零食

零食种类	举例
纯奶及纯奶制品	鲜牛奶、纯酸奶、奶酪
蛋类	蛋黄
豆类及豆制品	豆浆、豆干、豆腐脑
坚果类	花生、杏仁、腰果、榛子、开心果、芝麻、瓜子等

小贴士　富含膳食纤维的零食

零食种类	举例
谷类及其制品	全麦、非精制的面包或饼干、麦片或燕麦片等
蔬菜水果类	黄瓜、西红柿、苹果、梨、草莓、柑橘、猕猴桃、沙棘果、红枣、葡萄等
坚果类	花生、杏仁、腰果、榛子、开心果、芝麻、瓜子、胡桃等
豆类及豆制品	烤黄豆、青豆、黑豆、蚕豆
薯类	红薯、马铃薯、木薯

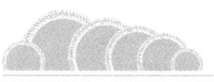

每天足量饮水，合理选择饮料

134 水有什么功能？

水是人体重要的组成成分：

细胞和体液的主要成分

成年人体内超过体重65%左右的都是水，血液中的含水量更是达到80%以上，水广泛地分布于细胞内外，构成了人体的内环境。水在维持组织器官的形状、硬度和弹性上也起到重要作用。

新陈代谢的介质

水是生物体内的良好溶剂，能促进体内化合物解离并促进化学反应的进行。人体中营养物质和代谢废物的运输都需要经过血液循环来实现，水是人体内重要的运输工具。

体温的调节剂

可维持人体体温恒定。

人体的润滑剂

唾液有利于吞咽，泪液可防止眼球干燥，存在于关节、胸腔、腹腔、胃肠道等部位的水分可对器官、关节、肌肉、组织起到缓冲、润滑、保护的作用。

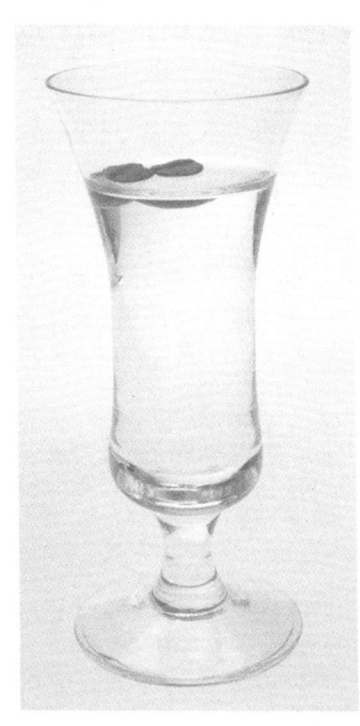

135 人体内水的来源及消耗是怎样的？

健康的正常人体内的水是处于动态平衡中的，水的出入量大约维持在2500毫升左右。

人体内水的排出主要经肾脏以尿液的形式排出，其次经皮肤以汗液的形式排出，但在某些特殊情况如高温、胃肠道炎症引起呕吐腹泻时，可发生大量的失水。正常成人每日水的出入量见表2-16。

人体内水的来源主要有三个：饮水、食物中的水及内生水。其中食物中含水约1000毫升，由蛋白质、糖类、脂肪代谢产生的内生水约300毫升，此外必须通过饮用水来补充足够的水分，维持体内水的平衡。每人每日需要饮水约1200毫升，包括液态食物、白开水及饮料等。

表2-16 正常成人每日水的出入量

来源	摄入量（ml）	排出途径	排出量(ml)
饮水或饮料	1200	肾脏（尿）	1500
食物	1000	皮肤（汗液）	500
内生水	300	肺（呼气）	350
		大肠（粪便）	150
合计	2500	合计	2500

来源：《中国营养科学全书》。

136 饮水不足有什么危害？

饮水不足可引起体内失水。在正常的生理条件下，人体通过尿液、粪便、呼吸和皮肤等途径丢失水。这些丢失的水量为必需丢失量，通过足量饮水即能补偿。还有一种是病理性水丢失，例如腹泻、呕吐、胃部引流和瘘管流出等，这些水的丢失如果严重就需要通过临床补液来处理。

随着水的不足，人体会出现一些症状：当失水达到体重的2%时，会感到口渴，出现尿少；失水达到体重的10%时，会出现烦躁、全身无力、体温升高、血压下降、皮肤失去弹性；失水超过体重的20%时，会引起死亡（表2-17）。

表2-17 体内失水导致的体重下降百分比与相应症状

体重下降（%）	症状
1	开始感到口渴，影响体温调节功能，并开始对体能发生影响
2	重度口渴，轻度不适，压抑感，食欲减低
3	口干，血浓度增高，排尿量减少
4	体能减少20%~30%
5	难以集中精力，头痛，烦躁，困乏
6	严重的体温控制失调，并发生过度呼吸导致的肢体末端麻木和刺痛感
7	热天锻炼可能发生昏厥

来源：《中国居民膳食指南》。

137. 每人每天该喝多少水?

人体对水的需要量受年龄、身体活动、环境温度等因素的影响,所以饮水的量可能变化很大。

一般情况下,建议在温和气候条件下生活的、轻体力活动的成年人每日最少饮水1200mL(约6杯)。

饮水应少量多次,切莫感到口渴时再喝水。在高温环境下劳动或运动的人,大量出汗会造成机体丢失水和电解质,因此对身体活动水平较高或暴露于特殊环境下的个体,可根据个人的体力负荷和热应激状态,每日水的需要量可从2L到16L不等。

在一般环境温度下,运动员、农民、军人、矿工、建筑工人、消防队员等身体活动水平较高的人群,在日常工作中有大量的体力活动,都会经出汗而增加水的丢失,要注意额外补充水分,同时要考虑补充淡盐水。

138. 你知道怎样饮水吗?

有人会说,我喝了一辈子水了,这还算是问题吗?饮水是要讲科学的:

- 早晨起床后、晚上睡觉前都可饮用一杯水,对于预防血液黏稠有一定作用。人体经过一夜的睡眠,会丢失一部分水,造成体内缺水的状态,血液黏稠会增加血栓形成的危险,早起一杯水或睡前一杯水都是有效预防血液黏稠的方式。
- 饭前饮水好处多。由于空腹饮用的水在胃内停留时间短,很快进入小肠,再吸收入血,一小时左右就可补充给全身的血液。体内水平衡了,就能保证进餐时消化液的分泌,增进食欲,帮助消化。
- 不要一次大量饮水。一次性大量饮水会加重肠胃负担,使胃液稀释,降低胃酸的杀菌作用,妨碍食物的消化。并且一次饮用过多的水还容易引起人体内体液浓度的变化,产生不良后果。
- 不要口渴才饮水。应养成按时补水的习惯,不要总是等到身体发出了口渴信号才想到要喝水。实际上,口渴时细胞已经开始脱水,这时补水已经晚了,因此应养成每天按时补水的习惯。

139 今天的市场上出现了哪些"水"？

现今的生活中出现了很多水，如自来水、纯净水、矿泉水、天然水等等。这些叫法不同的水，存在哪些区别呢？

自来水

是最主要的生活用水，直接取自天然水源，经过集中净化消毒后输入到各家各户。水质一般符合国家规定的饮用水标准。

白开水

将符合生活饮用水标准的水通过煮沸得到的饮用水。

纯净水

以符合国家生活饮用水标准的水为原料，通过离子交换法、反渗透法、蒸馏法等去除了水中的悬浮物、细菌和有机污染物以及钾、钙、镁、铁、锌等人体所需的矿物元素。

矿泉水

从地下深处自然涌出或人工开采所得到的未受污染的天然地下水经过过滤、灭菌罐装而成，含有一定的矿物质和微量元素。有严格的卫生标准。

饮用矿物质水

通过人工添加矿物质来改善水的矿物质含量而得到的饮用水。添加的矿物质在人体内的吸收、利用及对人体健康的影响还需进一步研究。

饮用水的水质越来越受到重视，白开水具有安全、卫生、制作方便、经济实惠的优点，且含有丰富的矿物质和微量元素，是首选的生活饮用水。

140 "回锅水"为什么不能喝？

蒸锅水、回锅水或煮沸时间过长的开水和煤炉上烧开的隔夜水，这些水是经过反复加热的"千沸水"、"滚开水"。

长期饮用回锅水会对健康产生非常不利的影响，在生活中应该格外警惕。回锅水有危害人体健康的物质，经过反复煮沸后，钙、镁、氯和其他的重金属元素含量会增加，对人体的肾脏等器官会产生不良的影响。同时，还使水中的亚硝酸盐含量增高，在胃酸的作用下生成可致癌的亚硝胺。

减少回锅水的饮用应尽量保证开水现喝现烧，不要一直让水处于加热状态；不要喝隔夜水，更不要将已经冷却的水重新加热或是兑入生水重新煮沸。

141 我国对饮料是怎样分类的？

在我国经过定量包装的，供直接饮用或用水冲调饮用的，乙醇含量不超过质量分数0.5%（m/V）的制品都被称为饮料，但除外饮用药。我国的饮料分为：

碳酸饮料

在一定条件下充入二氧化碳的饮料，市售的有果汁型、果味型、可乐型、低能量型、无糖型以及苏打水、运动汽水等。

果汁和蔬菜汁

用水果和（或）蔬菜等为原料加工或发酵制成的饮料，包括100%果汁（蔬菜汁）、果汁和蔬菜汁饮料等。果汁或蔬菜汁含量须在10%以上，水果饮料的果汁含量须在5%以上。

蛋白饮料

以乳或乳制品或含有一定量蛋白质的植物的果实、种子或种仁等为原料，经加工制成的饮料，包括含乳饮料、植物蛋白饮料、复合蛋白饮料。

饮用水

指密封于容器中的、可直接饮用的水，包括天然矿泉水、天然泉水、纯净水、矿物质水等。

茶饮料

以茶叶的水提取液或其浓缩液、茶粉等为原料，经加工制成的饮料，包括茶饮料、调味茶饮料、复合（混合）茶饮料等。其中调味茶又分为果汁（味）茶饮料、奶（味）茶饮料等。

咖啡饮料

以咖啡的水提取液或其浓缩液、速溶咖啡等为原料，经加工制成的饮料，包括咖啡饮料、低咖啡因咖啡饮料等。

植物饮料

以植物或植物油提取物（水果、蔬菜、茶、咖啡除外）为原料，经加工制成的饮料，包括食用菌饮料、藻类饮料、可可饮料。

风味饮料

以食用香精（料）、食糖和（或）甜味剂、酸味剂等作为调整风味的主要手段，经过加工制成的饮料，包括果味饮料、乳味饮料、茶味饮料等。

特殊用途饮料

通过调整饮料中营养素成分和含量，或加入具有特定功能成分的、适应某些特殊人群需要的饮料，包括运动饮料、营养素饮料、能量饮料等。

固体饮料

指将食品原料、食品添加剂等加工制成粉末状、颗粒状或块状固态料的供冲调饮用的制品，例如豆粉、果汁粉、茶粉、速溶咖啡、蛋白型固体饮料等。

142 如何选择饮料？

目前，市场上的饮料产品种类繁多，已渐渐成为人们膳食的组成部分，然而合理选择饮料对人体的健康有着重要的影响。

我们应该知道，绝大部分饮料产品中都含有80%以上的水，有些饮料还可含有一定的营养成分。饮料的主要功能是补充人体所需的水分，同时带给消费者愉悦的味觉感受，但是，很多饮料产品都含有一定的能量，在补水同时会增加能量摄入。

选择饮料应该根据个人的身体情况，果蔬汁饮料可以补充水溶性维生素、矿物元素；运动大量出汗时可以选择运动饮料；对于需要控制能量或控制糖分摄入的人，可在同类饮料中选择能量低的产品；要注意饮料不宜喝太多。

143 含糖饮料对健康有什么影响？

市售饮料中多数都添加了糖，碳酸饮料、果汁、果味饮料、含乳饮料、茶饮料等大多都有较高甜度，经常饮用会对身体不利，尤其是对儿童、青少年。

长期喝含糖饮料，会增加能量的摄入，从而增加超重、肥胖的危险。对于儿童、青少年来说，大量饮用含糖饮料会影响食物的消化吸收，破坏正常的膳食结构，造成营养不均衡；另外，长期饮用含糖饮料会增加患龋齿的危险。研究显示，含糖饮料与青少年多动症、脑健康受损和行为障碍有直接联系。

因此，儿童、青少年、超重肥胖者、糖尿病患者应尽量不喝含糖饮料或少量饮用后及时漱口或刷牙。口渴时最好以白开水替代含糖饮料。

144 什么是功能饮料？

大多数人对此可能都只是有一个模糊的概念，《中国软饮料分类标准》中提出，功能饮料是指通过调整饮料中天然营养素的成分和含量比例，以适应某些特殊人群营养需要的饮品。主要包括营养素饮料、运动饮料和其他特殊用途饮料三类。

功能饮料里含有丰富的矿物质，可以适当补充人体丢失的钙、锌等微量元素以及出汗后流失的盐分；并且有的还含有咖啡因、牛磺酸等刺激中枢神经的成分，可以提神抗疲劳；另外有些功能饮料添加了某些保健成分，对健康有一定的促进作用。

145 功能饮料适合所有人吗？

功能饮料毕竟不同于普通饮品，无论在生产上，还是在产品成分的组成方面，都与普通饮料有着很大区别，并不适合所有人。

功能性饮料适宜于特定人群和特定条件：由于一些功能饮料中含有咖啡因等刺激性成分，儿童应慎用；普通成年人对功能饮料虽然可以不受限制地饮用，但也要注意一些特殊情况，比如运动饮料只适合在强烈运动、人体大量流汗后饮用，因为平静状态下饮用会加大心脏负荷、引起血压升高，因此高血压的人不要喝。

功能饮料在一定程度上可以改善人体机能，但一定要注意场合和需求，不要把功能饮料当作解渴的饮料，要了解适宜饮用人群及可能出现的问题，再根据自身情况慎重选择。

146 喝茶的好处是什么？

中国是茶的故乡，许多人都有饮茶的习惯，经分析，茶叶中有丰富的营养素及对人体有益的化学成分，如维生素、矿物质、氨基酸、茶多酚、咖啡碱、儿茶素等，经常适量饮茶对人体健康有益。

补充人体所需的微量元素

茶叶中含有丰富的微量元素，如铁、锌、硒、铜、锰、铬及多种维生素，但茶叶中部分微量元素溶出较少。

提神醒脑
茶叶中的茶碱和咖啡碱能起到提神醒脑、消除疲劳的作用。

促进消化、增加食欲
茶叶中的多种物质能促进唾液及胃液分泌，促进胃肠蠕动，帮助消化吸收。

抗氧化、防辐射
多种抗氧化物能与体内的自由基反应，预防辐射等危害。

预防心血管疾病
茶多酚、儿茶素等活性物质可以使血管保持弹性，消除动脉血管痉挛，防止血管破裂，具有保护血管、预防高血压和动脉硬化的作用。

利尿作用
茶能够增强心、肾功能，促进血液循环，增加尿液。可以预防肾结石的形成，还能降低胆固醇。

其他作用
茶中含有丰富的抗氧化物质和生物活性物质，因而具有一定的防癌、延缓衰老及预防肥胖的作用。

147 如何科学饮茶？

饮茶对身体有利，但是如果不注意科学饮茶，也会影响身体健康。

不要经常喝浓茶
长期大量饮浓茶会影响消化功能；茶叶中的鞣酸会阻碍铁的吸收；茶中的咖啡因会增加心脏负担，还可抑制钙的吸收，长期饮用会造成骨质疏松及骨折；另外，茶叶中的氟、铝含量较高，摄入过多会对健康不利。

注意饮茶时间
不要空腹或在睡前饮茶。

茶叶不宜长时间反复冲泡
茶叶一般经过两次浸泡，95%的营养物质就会析出，茶应现喝现泡，一般最多冲泡三次。

不要用茶服药

不要以茶送药，因为茶中含有的咖啡因、多酚类物质会与药物发生化学反应，甚至产生有毒物质。吃药前后最好隔段时间再饮茶。

148 咖啡是健康饮品吗？

当前，咖啡逐渐走进了寻常百姓家，成为我国居民常见的饮品之一。那么咖啡究竟会对身体有何作用呢？

适量饮用咖啡对人体有一定的健康促进作用，可以提高神经兴奋性，活跃思维；运动后饮用可以消除疲劳、恢复体力；另外咖啡还有一定的强心、利尿功能；有研究指出咖啡还有防辐射及抗癌作用。

过量饮用咖啡可能产生的不良后果也是不可忽视的。过量饮用咖啡会使精神兴奋，甚至出现失眠、焦虑、成瘾等症状；嗜饮咖啡还会增加患心脏病、高血压、糖尿病的危险；另外咖啡还会使胃肠疾病患者的病症加重；长期过量饮用咖啡还会影响钙的吸收利用，导致骨质疏松或骨折。

149 咖啡怎样喝才科学呢？

特殊人群少饮咖啡

咖啡对于孕妇、乳母、儿童及老年人都是非常不利的，另外也应注意咖啡对于神经系统的刺激性。

适度、适量

喝咖啡不宜过浓，一天饮用量不宜过多。人体对于咖啡因有一定的代谢及耐受作用。一天摄入250毫克咖啡因即为较大剂量，过多摄入会引起人体的神经系统、心血管系统、胃肠系统的种种不良反应。

注意时间

咖啡应在两餐之间饮用，有利于提神、抗疲劳及促进消化。不要在吃饭时饮用咖啡，会影响钙、铁等营养素的吸收和利用。睡前不宜饮用咖啡，易造成失眠。

不宜过甜

多数人饮用咖啡喜欢加入较多的糖及奶来调和口感。但是过多加入糖会增加能量的摄入。

常喝咖啡者应注意补钙

咖啡因可抑制钙的吸收，因此，常喝咖啡者应多补充含钙丰富的食物，如牛奶、豆类、虾米等。

如饮酒应限量

150 酒是如何分类的?

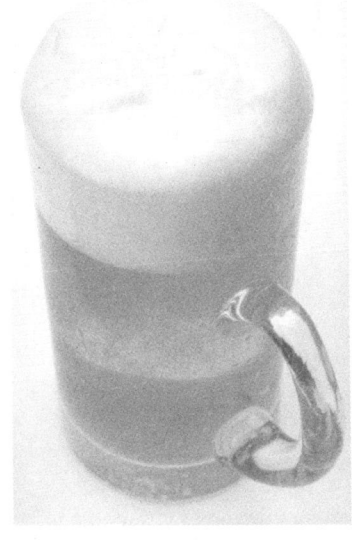

按酒精含量,人们习惯将酒分为高度酒(国外又称烈性酒)、中度酒和低度酒三类。

高度酒

指40°以上的酒,如高度白酒、白兰地和伏特加。

中度酒

指20~40°之间的酒,如38°的白酒和马提尼等。

低度酒

指酒精含量在20°以下的酒,如啤酒、黄酒、葡萄酒、日本清酒等。各种低度酒的酒度相差很大。

一般来说,啤酒的酒精含量在3.5%~5%之间,通常把含酒精2.5%~3.5%的称为淡啤酒,1%~2.5%含量的称为低醇啤酒,1%以下的酒精含量则称为无醇啤酒。

151 酒能提供什么营养素?

酒可以提供较多能量,特别是高度的白酒。酒精是能源,每100mL浓度为50%的白酒可产生1465kJ(350kcal)的能量,不同酒精饮料所含的能量见表(2-18)。

酒精饮料除含水及酒精外,还含有数量不定的其他化合物,白酒可检出微量氨基酸,葡萄酒和啤酒中有一些蛋白质、肽类、氨基酸、糖类和碳水化合物。除此之外,虽然有的酒精饮料含有一些铁、铜或铬,但这些成分都不具有太多的营养价值。

> **小贴士**
>
> 酒饮料中,酒精含量称作"酒度",有三种表示方法:
> ⊙ 容积百分比:以%(v/v)为酒度,即每100mL酒中含有纯酒精的毫升数;
> ⊙ 质量百分数:以%(m/m)为酒度,即每100g酒中含有纯酒精的克数;
> ⊙ 标准酒度:欧美常用此来表示蒸馏酒中酒精的含量。

表2-18 酒精饮料中能量的含量

名称	酒精度（g/100g）	100g中的能量（kJ）	100g中的能量（kcal）
啤酒	3.4	159	38
葡萄酒	8.9	282	67
黄酒（均值）	10.2	266	66
38°白酒（剑南春）	31.6	929	222
52°白酒（五粮液）	44.4	1301	311
56°白酒（二锅头）	48.2	1413	338

来源：《中国居民膳食指南》。

152 过量饮酒有什么危害？

饮酒尤其是长期大量饮酒的人营养状况低下

大量饮酒使碳水化合物、蛋白质、脂肪、维生素和矿物质的摄入量减少，并影响几乎所有营养物质的消化、吸收和转运。

对肝脏的毒作用

吸收入血的乙醇在肝内代谢，同时影响肝脏的正常解毒功能。长期过量饮酒与脂肪肝、肝静脉周围纤维化、酒精性肝炎及肝硬化密切相关。

增加高血压、中风等的患病危险

大量饮酒会增加高血压、中风等的患病危险；增加骨质疏松症的发生和容易导致骨折；导致事故及暴力的增加；导致酒精依赖症、成瘾以及其他严重的健康问题。

小贴士 体液的乙醇含量与症状的关系

体液的乙醇含量（mg/100mL）		发生症状
血液	尿	
20-		头胀、愉快而健谈
40-		精神振作、说话流利、行动稍笨、手微震颤
60-	100	谈话絮絮不休、行动笨拙
80-	100	情感冲动、自言自语、反应迟钝、步履蹒跚
120-	135-	倦睡，呈明显酒醉状态
200-	250-	意识朦胧、言语含糊，大多数呈木僵状
400-	500-	深度麻醉，少数致死亡

来源：《中国居民膳食指南》。

153 哪些人不宜饮酒？

饮酒与健康的关系受诸多个体因素的影响，如年龄、性别、遗传、酒精敏感性等，下列人不宜饮酒：

孕妇

孕妇即使是适量饮酒也可能会对胎儿的发育带来不良影响。

哺乳期妇女

乳母饮酒会影响乳汁的质量。

儿童

儿童的各脏器功能还不很完善，即使饮少量的酒，其注意力、记忆力也会有所下降。特别是儿童对酒精的解毒能力低。

特殊职业者

特殊职业人员饮酒会造成不良后果，例如准备驾车、操纵机器或从事其他需要注意力集中、需要技巧或者协调能力的人。

糖尿病人

饮酒会对肝不利，易引起血清三酰甘油的升高。饮酒还可使这类病人的胰腺充血、水肿，影响胰岛功能从而加重病情。如果饮少量酒，则应选择低酒精含量的啤酒（含酒精约4%）、葡萄酒（含酒精14%左右）等。

肝炎病人

酒精对肝功能有抑制和毒害作用。

高血压、心脏病患者

酒精可兴奋大脑，并使血管扩张、血压升高，容易导致心律不齐、心跳加速等不良症状。

近视眼、青光眼病人

饮酒对视力也有影响，还可使致眼睛适应光线的能力下降。

痛风病人

痛风病人血尿酸过高，不宜大量喝啤酒，应减少痛风症发作的危险。

154 在酒席上如何拒绝饮酒？

在朋友聚会、公务应酬之时总离不开饮酒，有时饮酒是出于个人的自愿，有时就很勉强，如果您确实想禁酒，可以试一试如下的方法：
- 要做到始终如一地禁酒，不要被一些"相聚难得"、"今天很特别"之类的言语打动；
- 开始吃饭之前找到好的时机对大家宣布自己不喝酒；
- 拒绝喝酒要有礼貌，但是态度要坚决，不要给人以"我在讲客气"的错觉；
- 主动倒上一杯饮料或茶水作陪；
- 不喝酒是一种权力，态度要大方。

155 饮酒如何限量？

到目前为止，适量饮酒对心血管系统的保护作用及机制尚待深入研究证实，因此，不建议任何人出于预防心脏病的考虑饮酒或频繁饮酒。

根据过量饮酒对健康的损害和适量饮酒可能的健康效益以及其他国家对成年人饮酒的限量值，中国营养学会建议，我国成年人适量饮酒的限量值是：成年男性一天饮用酒的酒精量不超过25g，相当于啤酒750mL，或葡萄酒250mL，或38°的白酒75g，或高度白酒50g；成年女性一天饮用酒的酒精量不超过15g，相当于啤酒450mL，或葡萄酒150mL，或38°的白酒50g。对于一些喜欢饮酒的人，特别是喜欢饮用高度白酒的人，可能会感到不够尽兴，但应该从保护健康的角度作出明智选择，自觉限量饮酒。

156 你知道科学的饮酒方法吗？

饮酒应讲究方法，否则，就会自找苦吃，享受不到饮酒的乐趣。

饮酒不过量

从主观上避免饮酒不要过量；

不空腹饮酒、不喝急酒

饮酒要有下酒菜，最好先吃一点主食，边吃边饮，不要一口喝很多，不要饮酒太急；

下酒菜要有质量

下酒的佳肴应以蔬菜为主，肉食为辅，并配有高蛋白的菜；

不饮闷酒

要在身体和情绪正常的情况下饮酒；

酒不要混着喝

饮混合酒容易醉；

不要天天、餐餐不离酒

因为酒精在人体内要经一周时间才能全部排出体外；

喝酒不吸烟，吸烟不喝酒

饮酒的时候尽量不要吸烟，虽说烟酒不分家，但烟与酒碰到一起，危害更大。

> **小贴士**
>
> **能解酒的食物**
>
> 喝醉酒是很不舒服的，常见能解酒的食物有：蜂蜜、绿豆、白萝卜、甘蔗、鲜橙、橄榄（青果）、甘薯。

吃新鲜卫生的食物

157 为什么要吃新鲜食物？

新鲜食物是指存放时间短的食物，如收获不久的粮食、蔬菜和水果，或刚宰杀不久的畜、禽肉类及刚烹调的饭菜等。

食物内微生物的生长繁殖、化学反应以及食物自身的代谢作用都是发生变质的原因。食物变质引起的变化有两种：一是对人体相对无害的变质，比如外观、结构和香味变化，或者营养素消耗和减少等。另一种是某些微生物、真菌大量生长繁殖产生毒素，或是食物发生油脂氧化而酸败，或某些食物发生分解反应产生有害物质等，这一类变质对人体健康有害。

158 如何采购到新鲜卫生的食物？

正确采购食物是保证食物安全卫生的第一关，练就火眼金睛可以有助于防止病从口入：

认准市场和品牌

一般来说，正规的商场、连锁超市会将食品质量和卫生要求放到重要位置，食物质量和卫生相对于传统的菜市场、小摊贩而言有较好的安全性。

注意食物包装的标识

查看生产日期、规格、保质期限、食用方法等内容，不要选购"三无"产品及超过保质期的食品。还需关注卖主的个人卫生或健康状况。

正确认识食品添加剂，警惕非法添加物

注意对食物色、香、味的鉴别，例如看起来特别白净鲜亮的毛肚、鱿鱼等要警惕，很可能用甲醛泡过；烧、烤、酱等肉类制品若有诱人的鲜红色，要提防是否用了过量的亚硝酸盐等。

159 什么样的蔬菜和水果是不新鲜的?

蔬菜和水果新鲜度的鉴别很重要,如果蔬菜和水果从外观上发生了下列变化,就不要购买或不要食用了:

水分减少

果皮或蔬菜表面发皱,看上去已经发蔫;

颜色变化

如果绿色蔬菜都变成黄色或变成红色,就是不新鲜了;有些水果的颜色可由鲜亮变为暗淡;

质地变化

水果或蔬菜变软、发黏并有汁液渗出,甚至已经腐烂;

气味变化

味道异常要引起注意,如有的蔬菜闻上去有烂白菜的味道,有的水果腐烂会有酒精的味道。

160 腐烂、霉变的水果还能吃吗?

水果含有充足的水分,易损伤、腐败、变质及溃烂。存放过久或储藏方法不当,极易引起水果的溃烂。有人认为削除水果的霉变部位,剩余部分还是可以食用的,这种做法不可取。

腐败变质的水果,产生让人难以接受的刺激气味、颜色异常改变、组织溃烂及产生黏液等;溃烂水果的营养价值降低,维生素、无机盐等大量被破坏和流失;腐败变质的水果一般微生物污染严重,不仅溃烂部位致病菌含量多,其他未溃烂部位同样含有较多的致病菌。一旦水果发生了溃烂等腐败变质的现象,最好不要再食用。

161 激素水果、蔬菜对人体会有什么影响?

水果和蔬菜使用激素后,往往会不同程度地降低营养成分,例如膨大剂的使用会使果蔬的细胞非正常撑大,形状会变得比较奇特,口感较差,营养也会降低;催熟剂如乙烯等的使用则会加快果蔬成熟,缩短其生长期,最后出来的产品同样存在口感差、营养成分低的问题。

从理论上讲,食用大量含有化学激素的水果,会对人体健康造成损害,如出现过敏反应、腹泻,而体内残留的激素浓度过高会引起其他相关疾病。有研究认为长期食用催熟的蔬菜水果,和食用含有激素的肉类、保健品一样,会导致一些小孩发育紊乱,出现异于同龄人的生理状况,产生性早熟等不良反应。

162 如何避免食用激素水果呢?

目前市场上出现了许许多多的怪事,西瓜一点都不甜,香蕉、苹果吃起来口感极差,这很大程度上都是激素的"功劳"。为了使水果早日上市,商家多使用激素催熟法,如何识别激素水果呢?

购买放心品牌

选择通过绿色认证的食品。

不买反季或未上市的水果

不要买反季或不到成熟期的水果,尽量买应季水果。

眼看、手摸、品尝后再购买

购买前要看外形、颜色,品尝一下水果的味道。颜色鲜艳异常;或表面已经成熟了,但一摸还很硬;或者淡而无味、吃起来有生味的水果都不要买。

疑是激素水果的处理方法

可以将水果洗净后,放在温水里浸泡10~20分钟,然后用清水冲洗一次再吃。

163 如何判断蔬菜水果可能有农药残留?

居民对于蔬菜、水果的关注多集中在农药残留上,怎么辨别农药残留的蔬菜、水果呢?

形状和颜色异常者

异常蔬菜可能滥用过农药和化肥,如有的青菜绿得发黑、毛豆碧绿异常等。

尽量少买多虫类蔬菜

有人说,有虫洞就没农药,这是不对的。有的蔬菜容易受害虫"青睐",例如青菜、大白菜、卷心菜、花菜等,由于害虫多,不得不经常喷药,就造成农药残留。为了避免食入农药，应尽可能少买多虫类蔬菜。

164 买了有农药的蔬菜水果该怎么处理？

大多数蔬菜、水果都是喷洒过农药的，即使是绿色食品，也不是完全不用农药。如何处理有农药残留的蔬菜、水果呢？

清洗法

将蔬菜、水果清洗干净，加少量食盐再放入清水中浸泡10分钟，最后清洗1次。卷心菜、韭菜可用小苏打水清洗，在500毫升清水中加入5~10克食用碱配成碱水，将初步冲洗后的果蔬放入碱水中浸泡5~15分钟，用清水重复洗3次即可。

加热烹饪法

由于氨基甲酸酯类杀虫剂会随着温度升高而加快分解，所以对一些其他方法难以处理的果蔬可通过加热法除去部分残留农药，例如将清洗后的果蔬放于沸水中2~5分钟后捞出，然后用清水洗1~2遍后置于锅中烹饪。

去皮法

对于带皮的果蔬，如苹果、黄瓜、茄子、萝卜、西红柿等，可以先清洗、后削皮，但对于已经深入果肉部分的农药还是无法去除。

165 如何识别受污染的鱼类？

水域污染日趋严重，人食用污染的鱼可引起中毒。那么，如何鉴别受污染的鱼类呢？

看鱼形

污染的鱼类形体不整齐，头大尾小，脊椎弯曲甚至畸形，皮膜发黄，尾部发青。甚至出现畸形鱼，这些鱼的肝、肾和肠特别大，往往含有铬、铅等有害金属元素。

看鱼眼

鱼眼混浊，失去正常光泽，甚至向外鼓出。

看鱼鳃

鱼鳃不光滑，形状较粗糙且呈现暗红色或浅白色。

闻气味

正常的鱼有正常的鱼腥味，污染的鱼则气味异常，根据毒物的不同而呈大蒜味、氨味、煤油味、火药味，含酚量高的鱼鳃甚至可以被点燃。

166 不同污染物污染的鱼有什么特点？

不同污染物污染的鱼类，其形状特点不同，无论哪一种污染，都建议禁食。

含酚的鱼

鱼眼突出，体色蜡黄，鳞片无光泽，掰开鳃盖，可嗅到明显的煤油气味。

含苯的鱼

鱼体无光泽，鱼眼突出，掀开鳃盖，有一股浓烈的"六六六"粉气味。

含汞的鱼

鱼眼一般不突出，鱼体灰白，毫无光泽。肌肉紧缩，按之发硬。掀开鳃盖，嗅不到异味。

含磷、氯的鱼

鱼眼突出，鳞片松开，鱼体肿胀。掀开鳃盖，能嗅到一股辛辣气味，鳃丝布满黏液性血水，用手按之，有带血的脓液喷出，入口有麻木感觉。

167 如何识别变质的蛋类？

为了保证食用的安全卫生，我们可以从五种形态识别变质的蛋类：

⊙ 蛋白质分解，导致蛋黄移位，形成"贴壳蛋"；

⊙ 蛋黄膜分解，形成"散黄蛋"；

⊙ 继续腐败，蛋清和蛋黄混为一体，成为"浑汤蛋"，相信这个大家一定有体会，在打鸡蛋时，分不清蛋清和蛋黄了；

⊙ 蛋白质进一步被细菌破坏，分解形成硫化氢和氨类，出现难闻的恶臭味，形成大家熟知的"臭鸡蛋"；

⊙ 真菌在蛋壳内壁和蛋膜上生长繁殖，形成暗色斑点，称为"黑斑蛋"。

168 "胖听"罐装食品还能不能吃?

罐头食品鱼、肉罐头、饮料等的包装上会有厂家的诸如"如果本品发生膨胀请不要食用"等类似的提示,建议消费者,这样的罐装食品就不要吃了。放置时间过长的罐头,由于内部微生物生长或马口铁受到腐蚀,导致食物腐败产气,就是我们看到的"胖听"。

购买或食用罐装食品前,我们可以通过观察和敲击,检查罐装食品有无"胖听"现象,以鉴别是否出现了储存变质。

但不是所有的充气罐装食品都不可食用,生活中有一种例外,例如在许多高原低气压地区,罐装食品可能会在特定环境下出现"胖听",这就不属于变质了,而属于正常现象,可以食用。

169 为什么要限量食用熏制、腌制、酱制食品?

有的人就喜欢吃味道独特的熏制、腌制、酱制食品,然而这样的食品从加工方法上来看就存在健康隐患。

熏鱼、熏肉、火腿等食品在加工时需利用木屑等材料焖烧产生的烟气来熏制,以提高其防腐能力,而且使食品产生特殊的香味。但是,烟熏气体中含有致癌物质即4-苯丙芘,容易污染食品,必须引起警惕。

腌制食品含盐分太高,易造成患高血压的危险。酱制食品中需要添加亚硝酸盐以利于发色和保藏,并可引起胡萝卜素、维生素B_1、维生素C以及叶酸的破坏,尤其是,亚硝酸盐可以转化成致癌物亚硝胺,过多食用有害健康。

170 用冰箱冷藏食物一定安全吗?

许多人把没吃完的剩菜剩饭一股脑塞进冰箱,但是这样就安全吗?

冰箱冷藏只可减缓食物变质的速度,适用于短期贮藏,时间长了食物还是会坏。此外,一些"嗜冷菌"在冰箱中仍可继续生长繁殖,污染食物。肉类、奶及奶制品、豆制品、沙拉和水产品都易受到污染。

虽然冰箱里的食物有时看起来新鲜,但实际已经变质。熟肉类食物在冰箱中的储存时间不应超过4天,冻鱼不宜超过2个月。另外,新鲜水果和蔬菜放入冰箱前最好包上保鲜膜;剩饭剩菜应生熟分开。

有些食物不适合在冰箱里保存，相反会加快变质腐坏。如香蕉、柠檬等适宜储藏温度是13~15℃，低温储存反而变黑、腐烂；含水量较多的果蔬或热带水果保存的时间不要超过两天；火腿若低温贮存则易腐败；巧克力在冰箱中冷藏后，一旦取出即会在表面结出白霜，极易发霉变质。

171 食物储藏有什么原则？

食物合理储藏的目的是保持新鲜、避免污染，原则有三个：

高温灭菌防腐

食品高温处理可杀灭其中大部分微生物，有效控制食品腐败变质，延长保存时间。

低温储藏

低温储藏分为冷藏和冷冻，储藏食物的温度要求见图2-1。动物性食物要低温储藏，新鲜蔬菜也要存于低温环境。

贮存食品的容器和环境要求

盛放食品的容器和包装物必须安全、无害，易保持清洁，防止食品污染，做到生、熟分开。特别要注意远离有毒有害物品、农药、杀虫剂、杀鼠剂、消毒剂和亚硝酸盐等。

【参考资料】

82℃ —— 整只禽类肉
71℃ —— 肉块、剩饭菜、蛋类食物
63℃ —— 牛排、烤肉、小牛肉、羊肉
60℃ —— 保持热食温度
　　　　危险温度范围
4℃ —— 冷藏温度
-18℃ —— 冻藏温度

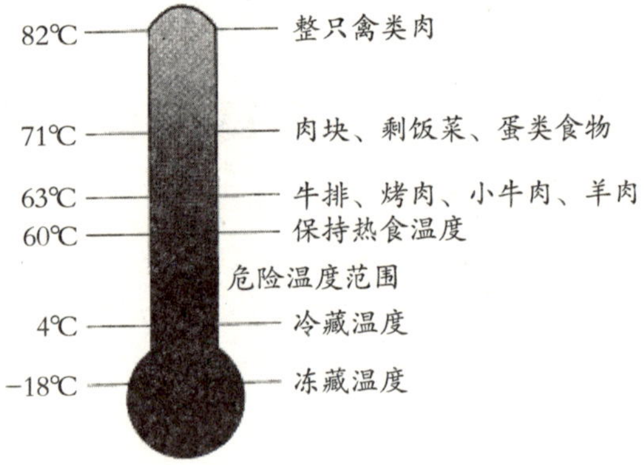

图2-1 安全烹饪和储藏食品的温度要求

172 你了解保鲜膜吗？

保鲜膜、保鲜袋是人们常用的保鲜工具，我国市场上的保鲜膜有三种：

⊙ 聚乙烯，简称PE，这种材料主要用于食品的包装，市场上销售的家用保鲜膜就是这种。

⊙ 聚偏二氯乙烯，简称PVDC，氧气阻隔性比较好，保鲜时间长，主要用于熟食、火腿等产品的包装。市场上这种保鲜膜较少。

⊙ 聚氯乙烯，简称PVC，是由PVC树脂加入大量增塑剂(DHEA)和其他助剂加工而成，超市采购、包装食品的多为这种保鲜膜。PVC保鲜膜透明性好，不易破裂，具有很好的黏性。

PVC保鲜膜在常态下不会对人体造成危害，而微波炉加热后或包装过热、油性大的食品，就会析出有害物质。因此，在微波炉加热时可以选用PE、PVDC膜替代。

在选购保鲜膜时可自己区分，PE保鲜膜的黏性和透明度较差，用手揉搓以后容易打开；PVC保鲜膜透明度和黏性较好，用手揉搓以后不好展开，容易粘在手上。PE保鲜膜的味道较淡，燃烧后有一股蜡烛味儿；PVC保鲜膜味道较重，燃烧后会有明显的焦黑痕迹和难闻的刺激性气味。

173 怎样防止河豚中毒？

河豚鱼肉鲜美，但是多种河豚的内脏中含有神经性毒素——河豚毒素，这种物质不足1毫克就能致人死命。河豚最毒的部分是卵巢、肝脏，其次是肾脏、鳃和皮肤。中毒能使人神经麻痹、呕吐、四肢发冷，进而心跳和呼吸停止。

为了预防中毒，需要学会认识和鉴别这种鱼：河豚体形长、圆；头比较方、扁；鱼体光滑无鳞，可有美丽的斑纹，或呈黑黄色；鳃小不明显；肚腹为黄白色，背腹有小白刺。发现后应该按照卫生部的规定，禁止食用。

174 怎样防止氰苷类植物中毒？

氰苷类化合物存在于多种植物中，特别是木薯的块根、苦杏仁、苦桃仁等果仁中含量比较高。由于这种化合物可水解产生剧毒的氰氢酸，对健康具有较大的危害性。

预防中毒的措施主要是加强宣传教育，不生吃各种苦味果仁和木薯。若想食用苦味果仁，必须用清水充分浸泡，再敞锅蒸煮，使氰氢酸挥发掉。食用木薯前必须将木薯去皮，加水浸泡3天以上，再敞锅蒸煮，熟后再置清水中浸泡40小时。

175 怎样防止发芽马铃薯中毒？

马铃薯中含有一种毒性成分——龙葵素，可引起溶血，并对运动中枢及呼吸中枢有麻痹作用。未成熟或发芽的马铃薯含这种毒素较多。

预防马铃薯中毒的措施主要是避免食用未成熟（青紫皮）以及发芽的马铃薯。发芽马铃薯中能引起中毒的龙葵素可溶于水，遇醋酸易分解，高热、煮熟亦能解除其毒性。发芽马铃薯应深挖去其发芽的部位，并浸泡半小时以上，倒掉浸泡水，再加水煮透，倒去汤汁才可食用。另外也可以在烹制马铃薯时加些醋，这样可以促使毒素的分解。

176 怎样防止鲜黄花菜中毒？

鲜黄花菜中含有秋水仙碱，经肠道吸收后可在体内转变成有毒的二秋水仙碱，引起食用者中毒。秋水仙碱可溶解于水，因而通过水焯、泡煮等过程会减少其在蔬菜中的含量，减少对人体的毒性。所以，食用鲜黄花菜前应用水浸泡或用开水浸烫后弃水炒煮食用。

177 怎样防止四季豆中毒？

四季豆又称为菜豆、豆角、梅豆角，生四季豆中含皂甙和血球凝集素，对人体消化道具有强烈的刺激性，并对红细胞有溶解或凝集作用。如果烹调时加热不彻底，其中的毒素未被破坏，食用后就会引起中毒。

避免四季豆中毒的方法非常简单，只要在烹调时把全部四季豆充分加热、彻底炒熟，使其外观失去原有的生绿色，就可以破坏其中含有的皂甙和血球凝集素，避免中毒。

第三篇 特殊年龄人群特殊膳食指南

1. 中国对0~6月龄的婴儿提出了哪几条喂养指南?

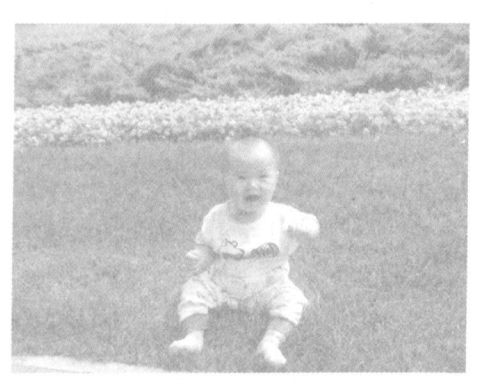

纯母乳喂养

母乳是6个月龄之内婴儿最理想的天然食品。母亲应按需喂奶,最少坚持6个月的完全纯母乳喂养,从婴儿6月龄开始添加辅食,同时继续给予母乳喂养,最好能持续到2岁。

产后尽早开奶,初乳营养最好

婴儿在分娩后7天内,母亲的乳汁为初乳,这种乳汁对婴儿防御感染、初级免疫系统的建立、通便都十分重要。母亲产后30分钟即可喂奶,尽早开奶可减轻婴儿生理性黄疸、生理性体重下降和低血糖的发生。

尽早抱婴儿到户外活动或适当补充维生素D

母乳中维生素D含量较低,尽早抱婴儿到户外晒太阳会促进皮肤维生素D的合成,补充维生素D制剂要在医生的指导下进行。

给新生儿和1~6月龄婴儿及时补充适量维生素K

母乳中维生素K的含量很低,给孩子补充维生素K要在医生的指导下进行。

不能用纯母乳喂养时,宜首选婴儿配方食品喂养

由于种种原因不能用纯母乳喂养婴儿时,建议首选适合0~6月龄婴儿的配方奶粉,不宜直接用普通液态奶、成人奶粉、蛋白粉等喂养孩子。

定期监测生长发育状况

身长和体重等生长发育指标可反映婴儿的营养状况,定期测量可以了解婴儿的生长发育速度是否正常,也可提示婴儿的喂养方法是否正确。

2. 什么是母乳喂养?

母乳喂养是指在生后6个月内完全以母乳满足婴儿的全部液体、能量和营养需要的喂养方式。在母乳喂养中,可能例外的是使用少量的营养素补充剂如维生素D和维生素K。除母乳之外,仅给予水或其他非营养液体(不含能量和营养素)的喂养方式为基本纯母乳喂养。

③ 为什么母乳是0～6月龄婴儿最好的食物？

母乳含有人类生命发展早期所需要的全部营养成分，是其他任何哺乳类动物的乳汁无法比拟的。母乳有以下特别的营养特点：

蛋白质

最适合婴儿的生长发育，母乳所含蛋白质仅为牛奶的1/3，但以易于消化吸收的乳清蛋白为主，且氨基酸组成平衡。母乳中的牛磺酸含量很高，是婴儿大脑及视网膜发育必需的一种物质。

脂肪

母乳脂肪丰富，比牛乳脂肪更容易消化与吸收。母乳还含有脑、视网膜发育所必需的长链多不饱和脂肪酸，如花生四烯酸（ARA）、二十二碳六烯酸（DHA）。

碳水化合物

母乳的乳糖含量较牛乳高，可提供婴儿能量，促进肠道对钙的吸收以及抑制有害菌的生长。

矿物质

母乳中的矿物质比牛乳更符合婴儿的生理需要。母乳中的钙磷比例适当，有利于钙的吸收；铁的吸收率远高于牛乳。母乳中的锌、铜含量也高于牛乳，有利于婴儿的成长。

维生素

母乳的维生素A、维生素E及维生素C一般高于牛乳，而且维生素E往往与多不饱和脂肪酸同时出现。但是母乳中的维生素K低，而且如果婴儿日照少而维生素D摄入不足时，就需要额外补充维生素K、维生素D。

免疫活性物质

母乳中含有许多免疫活性物质如乳铁蛋白、溶菌酶、低聚糖等，这些免疫蛋白有助于婴儿抵抗肠道及呼吸道等疾病。

④ 母乳喂养对母婴有什么好处？

对婴儿进行母乳喂养除了可以满足婴儿的营养需要和生长发育外，还对母亲及婴儿有许多持续的有益健康的作用：

⊙ 降低婴儿患感染性疾病的风险：母乳喂养减少或消除婴儿接触污染食物及容器的机会，

有利于抵抗坏死性肠炎、肺炎、中耳炎、脑膜炎等感染性疾病；
- ⊙ 降低非感染性疾病及慢性疾病（如儿童期肥胖和肿瘤等）的风险；
- ⊙ 有利于预防儿童过敏性疾病的发生；
- ⊙ 降低母亲乳腺癌的发病危险；
- ⊙ 有利于增进母子间的感情。

⑤ 为什么产妇要尽早开奶？

传统认为，新生儿出生后24~48小时后才能开始喂奶，理由是分娩后产妇很疲劳，需要充分休息等。目前，新的主张建议开奶时间越早越好，产后30分钟即可喂奶。

原因是：
- ⊙ 初乳十分珍贵：初乳十分珍贵，尽量让婴儿吃到。
- ⊙ 刺激泌乳：如果分娩顺利、母子健康状况良好，在婴儿娩出后尽快开奶可刺激泌乳。
- ⊙ 满足母婴渴望：婴儿刚出生，觅食和吸吮反射很强烈，母亲也想看见和抚摸婴儿。
- ⊙ 尽早开奶可减轻婴儿生理性黄疸、生理性体重下降和低血糖的发生。

因此，当新生儿娩出断脐和擦干羊水后即可将其放在母亲身边，并让婴儿开始分别吸吮双侧乳头、与母亲皮肤接触、加强情感刺激各3~5分钟，可吸吮出初乳。

> **小贴士**
>
> **为什么纯母乳喂养的婴儿也要补充维生素D？**
>
> 母乳中维生素D含量较低，因为季节的原因不能晒太阳，婴儿的户外活动时间少，单纯靠母乳喂养不能满足婴儿对维生素D的需要，这就容易出现维生素D缺乏，严重的可发生小儿佝偻病。在医生指导下为婴儿补充维生素D十分重要。

⑥ 为什么要给新生儿和1~6月龄的婴儿补充维生素K？

新生儿和6个月内婴儿的生长发育速度很快，对维生素K的需要量明显增加，但是他们自身合成的维生素K_2满足不了需要；同时，母乳中维生素K的含量较低，所以新生儿尤其是早产儿、低出生体重儿最容易发生维生素K缺乏性出血性疾病。

最早的新生儿出血性疾病可发生在生后24小时内，可危及生命；典型的新生儿出血症发生在生后2~5天，严重的也可导致死亡；迟发性新生儿出血症发生在纯母乳喂养或者以母乳喂养为主、出生时没有补充维生素K的婴儿，多发生致命性的颅内出血。

因此，要及时给新生儿和6个月内婴儿补充维生素K。

⑦ 什么是婴儿配方食品？

由于种种原因不能用母乳喂养婴儿时，就要选用正规厂家生产的婴儿配方食品。

大多数婴儿配方食品是在牛奶的基础上，调整蛋白质的构成及其他营养素含量，尽可能模仿母乳的构成，以满足婴儿生长发育的需要。婴儿配方食品在营养素上具有如下特点：

蛋白质

将乳清蛋白的比例增至60%，降低蛋白质的总量，以减轻肾负荷；同时减少酪蛋白至40%，以利于消化吸收；增加婴儿需要的牛磺酸和肉碱等。

脂肪

脱去牛奶中全部或部分含饱和脂肪的奶油，加入富含多不饱和脂肪的植物油，添加有助于婴儿大脑发育的长链多不饱和脂肪酸如二十二碳六烯酸（DHA）、花生四烯酸（ARA），使脂肪酸的构成接近母乳。

矿物质和维生素

调整钙和磷的比例，增加铁、锌、维生素A、维生素D、维生素K等的含量。减少矿物质总量，也可减轻肾的负荷。

⑧ 婴儿配方食品有哪些种类？

根据月龄的不同，婴儿配方食品主要分为以下几类：

起始婴儿的配方奶

适用于0~6月龄不能用母乳喂养的婴儿；

后继或较大婴儿配方奶

适用于6月龄以后的婴儿；

特殊医学用途配方奶

适用生理上有异常需要或有特殊膳食需求的婴儿，例如早产儿配方、先天性代谢缺陷儿的配方、无乳糖配方、为预防和治疗过敏儿设计的配方等。

⑨ 如何对婴儿实施部分母乳喂养或混合喂养？

由于母乳不足、质量不好或者母亲外出工作等原因，无法对婴儿完全用母乳喂养时，就需要补充母乳代用品，这种喂养方式称为部分母乳喂养或混合喂养。

在混合喂养时，母亲一定要给孩子定时喂奶，尽量保持母乳的分泌，同时更要注意休息和营养，保持良好的心态。如果母亲需要外出超过6个小时，最好要事先把母乳挤出来，将挤出的奶装在消毒好的瓶子里密封，放入冰箱保存，在孩子需要吃奶的时候就可以拿出来加热给孩子喝了。如果母亲的乳汁分泌不足，就可添加适量的0~6月龄的婴儿配方食品。

⑩ 如何为婴儿正确实施人工喂养？

如果完全不能用母乳喂养婴儿，可采用配方奶、牛奶及其他母乳代用品来喂养婴儿，称之为人工喂养。对婴儿实施人工喂养的合理原则是：

⊙ 奶瓶、奶嘴要清洁：为婴儿选择合适的奶瓶、奶嘴，清洗、消毒一定要彻底，不要造成婴儿疾病；

⊙ 科学调制奶液：严格按代乳品的水与奶粉比例要求、冲调程序来调奶，避免婴儿腹泻或其他健康问题。

⊙ 奶液温度适宜：奶的温度不宜过热或过冷，父母可在自己手腕内侧或手背试一下，不很热即可。

⊙ 喂奶时间：每次喂奶的时间建议为15~20分钟，不超过30分钟。两次喂奶的间隔一般为3~4小时，不必强求婴儿每次都要把瓶内的奶喝完。

⊙ 婴儿吃奶时奶瓶和奶嘴位置：奶瓶与婴儿的嘴垂直，若奶嘴有两孔时，两孔要对着两侧嘴角，以免婴儿吸入空气而引起腹胀、溢奶。

⊙ 喂奶结束时的注意事项：每次喂奶结束时，奶瓶中应有剩余奶，以便母亲观察婴儿是否喝足。婴儿喝完奶后，需要拍背排气。剩余奶汁处理掉并清洗奶瓶。

⊙ 若发现婴儿有过敏反应如腹痛、湿疹、荨麻疹等，应立即停止使用，在医生指导下改用其他不含牛奶的代乳品。

⑪ 中国对6~12月龄的婴儿提出了哪些特殊的喂养指南？

奶类优先，继续母乳喂养

奶类是6~12月龄婴儿的主要营养来源，每天要保证600~800mL奶量；继续母乳喂养，如母乳不能满足需要或不能用母乳喂养的，建议选择较大婴儿配方奶。

及时合理添加辅食

从第6月龄开始，要逐渐给婴儿补充一些非乳类食物，包括果汁、菜汁等液体食物，米粉、果泥、菜泥等泥糊状食物以及软饭、烂面，切成小块的水果、蔬菜等辅助食品。

尝试多种多样的食物，膳食应少糖、无盐，不加调味品

6月龄婴儿每餐可逐渐尝试搭配谷类、蔬菜、动物性食物和水果，制作辅食时应尽可能少糖、不放盐、不加调味品，但可添加少量食用油。

逐渐让婴儿自己进食，培养良好的进食行为

建议用小勺给婴儿喂食物，应允许7~8月龄的婴儿自己用手握或抓食物吃，鼓励10~12月龄时婴儿自己用勺进食。

定期监测生长发育状况

对6~12月龄婴儿应每个月进行定期测量。

注意饮食卫生

注意饮食卫生，防止疾病。辅食应根据需要现制现食，剩下的食物要扔掉。

> **小贴士**
> 为什么6~12月龄婴儿还要继续进行母乳喂养？
> 对于6~12月龄的婴儿来说，母乳仍是最理想的天然食物。世界卫生组织提倡，6月龄以上的婴儿开始逐渐添加辅食的同时，应继续母乳喂养到1岁以上，甚至更长时间。

⑫ 为什么婴儿6个月后要添加辅助食品？

辅助食品是指在转乳期内给婴儿吃的食品，过去常称为断奶食品。称之为辅食，并不是因为它只起到辅助作用，可吃可不吃；相反，辅食对婴儿的生长发育十分重要。

补充营养素的不足

婴儿生长发育对营养素的需要量逐渐增加，仅靠母乳或牛乳不能供给所需，婴儿必须从辅食中获得足够的铁等营养素。

增强消化功能

添加辅食可促进牙齿发育和增强消化功能，训练婴儿的咀嚼吞咽能力。

促进神经系统的发育

及时添加辅食将有助于婴儿的精神发育,刺激味觉、嗅觉、触觉和视觉。

培养良好的饮食习惯

转乳期是婴儿对食物形成第一印象的重要时期,通过添加辅食,使婴儿最终达到断奶的目的。

13 如何科学添加辅助食品?

辅食添加的时间、数量以及快慢等都要根据婴儿的实际情况灵活掌握。添加食物的顺序应该为:谷类食物(如婴儿营养米粉)、蔬菜汁(蔬菜泥)和水果汁(水果泥)、动物性食物(如蛋羹、鱼、禽、畜肉泥/松等)。建议动物性食物添加的顺序为:蛋黄泥、鱼泥(剔净骨和刺)、全蛋(如蒸蛋羹)、肉末。

辅食添加要讲科学性,添加原则如下:

从一种到多种

要等婴儿适应一种食物后再开始添加另一种新食物。

由少量到多量

开始添加的食品先每天1次、少量,以后逐渐增加次数和量。

从稀到稠

从流质开始,逐渐过渡到半流质,再到软固体食物,最后是固体食物,例如米汤、烂粥、稀粥、软饭。

从细到粗

例如先喂菜汤,逐渐试喂细菜泥、粗菜泥、碎菜和煮烂的蔬菜。

观察婴幼儿的消化能力

添加一种新的食物时如有呕吐、腹泻等反应,可暂缓添加,待症状消失后再从少量开始添加,但是不能不添加。

不要强迫进食

当婴儿不愿意吃新食品时,不要强迫但可改变方式。

单独制作、注意盐的用量

小贴士

为什么给婴儿的食品中要少糖、无盐、不加调味品?

良好饮食习惯的建立必须从儿童时期开始,婴儿的味觉正处于发育过程中,对外来调味品的刺激比较敏感,给他们的食品中少放糖、不放盐的目的是避免养成吃甜、吃咸的饮食习惯,不加调味品可防止婴儿挑食或厌食。

婴儿的辅食应用新鲜食物单独制作，少用盐或不用盐。

14 中国对1~3岁的幼儿提出了哪些特殊的喂养指南？

继续给予母乳喂养或其他乳制品，逐步过渡到食物多样

母乳喂养到2岁，或每日给予幼儿配方奶粉或强化了铁、维生素A等多种微量元素的食品。幼儿满2岁可停止母乳喂养，但要继续提供幼儿配方奶粉或其他乳制品。食物逐渐向多样化过渡。

选择营养丰富、易消化的食物

为幼儿选择的食物应该营养全面丰富、易消化。

采用适宜的烹调方式，单独加工制作膳食

幼儿膳食应专门单独加工、烹制，并选用适合的烹调方式和加工方法，制作成易于咀嚼、吞咽和消化的食物。烹调方式上宜采用蒸、煮、炖、煨等烹调方式；口味以清淡为好；注重花样品种的更换。

在良好环境下规律进餐，重视良好饮食习惯的培养

幼儿一天进主餐三次，上下午两主餐之间各安排以奶类、水果和其他稀软面食为内容的加餐，晚饭后也可加餐或零食，睡前应忌食甜食。重视幼儿饮食习惯的培养。

鼓励幼儿多做户外游戏与活动，合理安排零食，避免过瘦与肥胖

每日安排幼儿1~2小时的户外游戏与活动。合理安排吃零食的时机，使之既可增加儿童对饮食的兴趣，并有利于能量补充，又可避免影响主餐食欲和进食量。避免儿童瘦弱、超重和肥胖。

每天足量饮水，少喝含糖高的饮料

幼儿最好的饮料是白开水。1~3岁幼儿每日每千克体重约需水125mL，全日总需水量约为1250~2000mL。应该严格控制摄入含糖高的饮料。

定期监测生长发育状况

父母可以在家里对幼儿进行定期的测量，1~3岁幼儿应每2~3个月测量一次。

确保饮食卫生，严格餐具消毒

注意食物原料、半成品、食物的卫生，不吃剩饭菜，餐具消毒并注意个人卫生，避免疾病。

⑮ 如何帮助1～3岁的幼儿建立良好的饮食习惯？

幼儿时期是习惯养成的重要阶段，此时帮助幼儿养成良好的饮食习惯，可让他们受益终生。

对养护人的要求

重视孩子饮食习惯的培养，养护人一定要言传身教，给孩子好的影响。

定时定量

幼儿要定时、定量地规律进餐，不随意改变进餐时间和进餐量。

进餐场所

要创造良好进餐环境，使幼儿注意力集中。桌椅、餐具儿童化，鼓励、引导和教育幼儿自主进餐。

让幼儿专心吃饭

培养孩子专心进食，切忌边看电视边吃饭等不良习惯。

⑯ 1～3岁的幼儿可以吃零食吗？

我们知道，幼儿的胃容量很小，正餐一次进食的量也很有限，并且由于幼儿咀嚼能力受限，所食用的食物多为稀软膳食，因此很容易有饥饿的感觉，所以可以在两主餐之间给他们适当地吃些零食，这样才能获得充足营养，不至于影响生长发育。

但是，作为幼儿的养护人，在零食的选择和食用上要讲科学，例如给零食的时间可放在两顿主餐之间；零食的安排要以奶类、水果和其他稀软面食为主；晚饭后除水果外逐渐做到不再进食，特别是睡前不要吃甜食，避免发生龋齿。另外，整个的坚果、花生米的食用要十分注意，一定要防止幼儿呛住或噎住，可以将此类零食捣碎后拌在稀饭里吃。

⑰ 中国对学龄前儿童提出了哪些特殊的膳食指南？

食物多样，谷类为主

儿童的膳食必须是由多种食物组成的平衡膳食。谷类可提供碳水化合物、蛋白质、膳食纤维和B族维生素等。以谷类食物为主体，还要注意粗细粮的合理搭配。

多吃新鲜蔬菜和水果

应鼓励学龄前儿童适当多吃蔬菜和水果。蔬菜和水果所含的营养成分并不完全相同，不能相互替代。

经常吃适量的鱼、禽、蛋、瘦肉

鱼、禽、蛋、瘦肉等动物性食物是优质蛋白质、脂溶性维生素和矿物质的良好来源，建议儿童可经常吃这类食物。

每天饮奶，常吃大豆及其制品

奶类的营养成分齐全、组成比例适宜、易消化吸收、营养价值很高。除含有丰富的优质蛋白质、维生素A、核黄素外，还是钙质的极好来源。大豆含丰富的优质蛋白质、不饱和脂肪酸、钙及维生素B_1、维生素B_2、烟酸等。

膳食清淡少盐，正确选择零食，少喝含糖高的饮料

儿童的膳食应清淡、少盐、少油脂，并避免添加辛辣等刺激性物质和调味品。零食是饮食中的重要内容，应科学认识和合理选择。饮料应以白开水为主，少喝含糖饮料和碳酸饮料。

食量与体力活动要平衡，保证正常体重增长

儿童需要保持食量与能量消耗之间的平衡，适当增加活动（锻炼）强度及持续时间，在保证营养素充足供应的前提下，适当控制体重，防止过度增长。

不挑食、不偏食，培养良好饮食习惯

学龄前儿童具有独立性活动，特别注意培养儿童良好的饮食习惯，不挑食，不偏食。

吃清洁卫生、未变质的食物

注意儿童的进餐卫生，集体用餐提倡分餐制，减少疾病传染的机会。不饮用生的牛奶、豆浆，不吃未熟的鸡蛋、肉类等加工食品，不吃污染变质不卫生的食物。

18 如何保证学龄前儿童从饮食中获得足够的铁、钙、锌和碘？

2002年中国居民营养与健康状况调查结果表明，我国部分儿童存在铁缺乏、钙缺乏、边缘性锌缺乏的问题，这都会影响学龄前儿童正常的生长发育。

我国建议，学龄前儿童铁的适宜摄入量为每天12mg。动物肝脏、动物血、瘦肉是铁的良好来源。动物性食品中的血红素铁吸收率一般在10%或以上，膳食中如果含有丰富的维生

素C可促进铁的吸收。

学龄前儿童钙的适宜摄入量为每日800mg。奶及奶制品中钙含量丰富，吸收率高，每日饮用300~600mL牛奶可保证学龄前儿童钙摄入量达到适宜水平。豆类及其制品尤其是大豆、黑豆含钙也较丰富，芝麻、小虾皮、小鱼、海带等也含有一定的钙。

学龄前儿童锌的推荐摄入量为每天12mg。锌最好的食物来源是贝类食物（如牡蛎、扇贝等），利用率也较高；其次是动物的内脏（尤其是肝）、蘑菇、坚果类和豆类；肉类（以红肉为多）和蛋类中也含有一定量的锌。

学龄前儿童碘的推荐摄入量为每天50mg，每天食用碘强化食盐就可以获得碘。含碘较高的食物是海产品，如海带、紫菜、海鱼、海虾、海贝类。建议学龄前儿童每周应至少吃一次海产品。

⑲ 如何帮助学龄前儿童养成良好饮食习惯？

学龄前儿童良好的饮食习惯有赖于父母和幼儿园教师的共同培养，需要特别注意以下方面：
- ⊙ 合理安排饮食，一日三餐，加1~2次点心，定时、定点、定量用餐；
- ⊙ 饭前不食用糖果、汽水等零食；
- ⊙ 饭前洗手，饭后漱口，吃饭前不做剧烈运动；
- ⊙ 养成自己吃饭的习惯，让孩子自己使用筷、匙，既可增加进食的兴趣，又可培养孩子的自信心和独立能力；
- ⊙ 吃饭时专心，不边看电视边吃或边玩边吃；
- ⊙ 吃饭应细嚼慢咽，但也不能拖延时间，最好能在30分钟内吃完；
- ⊙ 不要一次给孩子盛太多的饭菜，先少盛，吃完后再添，以免养成剩菜、剩饭的习惯；
- ⊙ 不要吃一口饭喝一口水，或经常吃汤泡饭，这样容易稀释消化液，影响消化与吸收；
- ⊙ 不挑食、不偏食，在许可范围内允许孩子选择食物；
- ⊙ 不宜用食物作为奖励，避免诱导孩子对某种食物产生偏好。

⑳ 中国对儿童青少年提出了哪些特殊的膳食指南？

根据儿童青少年生长发育的特点及营养需求，在一般人群膳食指南十条基础上还应强调

以下四条原则:

三餐定时定量,保证吃好早餐,避免盲目节食

三餐定时定量,保证吃好早餐对于儿童青少年的生长发育、学习都非常重要。还应注意不要盲目节食。

吃富含铁和维生素 C 的食物

为了预防贫血的发生,儿童青少年的饮食应多样化,注意调换食物品种,经常吃含铁丰富的食物。维生素C可显著增加膳食中铁的消化吸收率,儿童青少年每天的膳食均应含有新鲜的蔬菜水果等富含维生素C的食物。

每天进行充足的户外运动

儿童青少年每天进行充足的户外运动能够增强体质和耐力,保持健康体重,预防和控制肥胖,对某些慢性病也有一定的预防作用。户外运动还有利于体内维生素D的合成,保证骨骼的健康发育。

不抽烟、不饮酒

儿童青少年正处于迅速生长发育的阶段,身体各系统、器官还未成熟,神经系统、内分泌功能、免疫功能等尚不十分稳定,因而抽烟和饮酒对儿童青少年的不利影响远远超过成年人。儿童青少年应养成不吸烟、不饮酒的好习惯。

21 为什么儿童青少年要合理吃早餐?

早餐是一天中能量和营养素的重要来源,对人体的营养和健康状况有着重要的影响。每天吃营养充足的早餐可以为儿童青少年提供体格和智力发育所需的能量和各种营养素;不吃早餐或早餐营养不足,不仅会影响学习成绩和体能,还会影响消化系统的功能,不利于健康。

儿童青少年的早餐食物应种类多样,早餐提供的能量应占全天总能量的25%~30%,早餐的食物量应相当于全天食物量的1/4~1/3。合理的早餐食品最好包括牛奶或豆浆,还可加上鸡蛋或豆制品或瘦肉等富含蛋白质的食物,这样可使食物在胃里停留较久,使整个上午精力充沛。另外,水果和蔬菜的摄入也很有必要。早餐食物种类超过3种及以上可以认为营养比较充足。

㉒ 为什么青春期女孩不要盲目减肥?

青春期女孩伴随第二性征发育而来的是逐渐成熟的体型,对此,她们就觉得自己很胖、很不漂亮,所以很希望自己保持"苗条",为此,她们就想办法来减肥、来追求骨感美。有的女孩用节食的方法,有的甚至用催吐、吃泻药等极端作法减重。对于正处在生长发育中的女孩子,这样做会有许多不利于健康的结果,例如:长期过度节食会营养不良、骨瘦如柴;可形成条件反射,每当吃饭就感到恶心,或一听到与吃饭有关的词就呕吐,严重者可致神经性厌食症;还可以引起身体内分泌的改变,造成少女乳房发育停滞,月经迟迟不来,已来月经者会出现停经、闭经等不良后果;长期营养不良会造成机体电解质平衡紊乱,有的会诱发癫痫发作;还会出现精神症状,如焦虑不安、抑郁、失眠、注意力不集中、易激怒、强迫性思维等。

最值得一提的是,有很多体重正常的儿童青少年竟然也在盲目减重,这对于儿童青少年的健康成长有着巨大的危害。因此,儿童青少年不应盲目减肥。在不能确定自己的体重是否正常、需不需要控制时,可以向营养专家、医生、校医或家长咨询。

㉓ 如何避免儿童青少年超重或肥胖的发生?

儿童青少年保持适宜体重很重要,可是因为正处在生长发育中,一定不能靠节食减肥,那么到底怎么办才好呢?

建议儿童青少年经常参加体育锻炼、减少静态活动时间,这样可以改善健康状况,促进心理健康并保持健康的体重。为了达到这个目标,最好每天进行至少60分钟的运动,可以选择剧烈的有氧运动,如步行(散步、快走)、慢跑、打球、游泳、爬山、骑自行车、健身操等。

学生学习任务繁重,也许不能有连续的60分钟用来锻炼,可以通过每天3~6次、每次10分钟的中等强度的短时间锻炼来积累。在闲暇时间限制静态活动(例如看电视、看录像、玩电子游戏等)很重要,应该用需要更多活动的事情代替。

㉔ 吸烟对儿童青少年有什么严重危害?

许多研究表明,吸烟对儿童青少年的危害更大。这些危害主要体现在以下几个方面:

影响大脑功能

尼古丁作用于神经系统,可导致神经系统的抑制与麻痹,大脑的思维、记忆与判断等功能都相应减弱,影响儿童青少年的学习能力。

影响性发育

儿童青少年时期是性发育的关键阶段,若染上吸烟的不良习惯,对性发育及以后的性功能都会产生不良影响。

影响呼吸系统发育

儿童青少年的呼吸系统尚未发育完善,在烟雾的长期熏灼、刺激下,易引发急、慢性呼吸道炎症。

影响儿童青少年的健美和精神面貌

吸烟的儿童青少年常常显得萎靡不振,缺乏年轻人应有的朝气。

增加患肺癌的危险

研究证实,长期吸烟者肺癌发病率增加10~20倍,吸烟史越长发病率越高,开始吸烟的年龄越早,危险也越高。

冠心病

吸烟可使一些儿童青少年早早就罹患冠心病。

易产生毒品依赖性

在儿童青少年时期就开始吸烟的人,更容易对尼古丁产生依赖,进而更可能成为其他毒品的滥用者。

25 饮酒对儿童青少年有什么严重危害?

许多研究表明,饮酒对儿童青少年的危害很大。这些危害主要体现在以下几个方面:

影响体格和精神发育

儿童青少年的神经系统发育尚不健全,饮酒会造成头晕、头痛、注意力涣散、情绪不稳、记忆力减退等。酒精能使生殖器官的正常功能衰退,使性成熟的年龄推迟2~3年。饮酒会造成胃病、损坏肝功能等问题。

与成年后的酗酒习惯有直接关系

年龄很小就开始饮酒的人,可导致成年后的酗酒或生活障碍等问题。

更易发生吸烟、药物滥用以及各种危险行为

常饮酒的儿童青少年可能对酒精产生依赖等问题。酒精滥用还会引发人身安全问题。

26 中国对孕前期妇女提出了哪些特殊的膳食指南？

为了有一个健康可爱的宝宝，育龄妇女在计划妊娠前的3~6个月应接受特别的膳食和健康生活方式指导，调整自身的营养、健康状况和生活习惯，以保证优生优育。在遵循一般人群膳食指南十条基础上，孕前期妇女膳食指南应增加以下四条内容：

多摄入富含叶酸的食物或补充叶酸

育龄妇女应从计划妊娠开始尽可能早地多摄取富含叶酸的动物肝脏、深绿色蔬菜及豆类，建议最迟应从孕前3个月开始每日补充叶酸400 μg，并持续至整个孕期。

常吃含铁丰富的食物

孕前女性应储备足够的铁为孕期利用，建议适当多摄入含铁丰富的食物，如动物血、肝脏、瘦肉、黑木耳、红枣等。缺铁或贫血的育龄妇女可适量摄入铁强化食物或在医生指导下补充小剂量的铁剂（10~20 mg/d），同时多摄入富含维生素C的蔬菜、水果，或在补充铁剂的同时补充维生素C，以促进铁的吸收和利用，待缺铁或贫血得到纠正后，再计划怀孕。

保证摄入加碘食盐，适当增加海产品的摄入

孕前和孕早期对碘的需要相对较多，除摄入碘盐外，还建议至少每周摄入一次富含碘的海产食品，如海带、紫菜、鱼、虾、贝类等。

戒烟、禁酒

夫妻双方在计划怀孕前的3~6个月都应停止吸烟、饮酒；计划怀孕的妇女要远离吸烟的环境，减少被动吸烟的伤害。

小贴士 含叶酸的食物比高低（μg/100g）

食物	含量	食物	含量	食物	含量
猪肝	425.1	鸭蛋	125.4	鸡肝	1172.2
鸡蛋	70.7	茴香	120.9	菠菜	87.9
韭菜	61.2	蒜苗	90.9	油菜	46.2
小白菜	57.2	黄豆	181.1	西红柿	5.6
豆腐	39.8	豌豆	82.6	腐竹	48.4
扁豆	49.6	花生	107.5	豇豆	66.0
核桃	102.6				

来源：《中国食物成分表2002》、《中国食物成分表2004》。

㉗ 为什么育龄妇女要在孕前开始补充叶酸？

妊娠的头4周是胎儿神经管分化和形成的重要时期，此期叶酸缺乏可增加胎儿发生神经管畸形及早产的危险。研究显示，妇女在服用叶酸4周以后，体内叶酸缺乏的状态才能得到明显改善，因此育龄妇女至少应在孕前3个月开始，适当多摄入富含叶酸的动物肝脏、深绿色蔬菜及豆类食物。由于叶酸补充剂比食物中的叶酸能更好地被机体吸收利用，专家建议，至少在孕前3个月开始每日服用400 μg叶酸，使体内的叶酸维持在适宜水平，以确保胚胎早期有一个较好的叶酸营养状态，预防胎儿神经管及其他器官畸形的发生，实现优生优育。

㉘ 如何预防育龄妇女贫血？

2002年中国居民营养与健康状况调查结果显示，我国育龄妇女贫血发生率为26.2%。当女性在妊娠时，除了自身需要铁，同时还要为胎儿储备足够的铁，以备在婴儿出生后1~4个月时用。围孕期缺铁或贫血会影响妊娠结局和母子双方的健康。这就要求孕前期妇女应多进食富含铁的食物以增加体内铁的储备（表3-1）。必要者可适量摄入铁强化食物或口服小剂量（10~20mg/d）铁剂（如硫酸亚铁、乳酸亚铁、富马酸亚铁等），为增加铁的吸收和体内利用，建议多摄入富含维生素C的食物或补充维生素C片。

表3-1 常见含铁食物（mg，以100克可食部计）

食物	含量	食物	含量	食物	含量
鸭血（白鸭）	30.5	鸡血	25.0	猪血	8.7
鸭肝	23.1	猪肝	22.6	鸡肝	12.0
蛏	33.6	河蚌	26.6	蛤蜊（均值）	10.9
牛肉干	15.6	羊肉（瘦）	3.9	猪肉（瘦）	3.0
木耳（干）	97.4	紫菜（干）	54.9	蘑菇（干）	51.3
葡萄干	9.1	桂圆肉	3.9	枣（干）	2.3
黄花菜	8.1	油菜（黑）	5.9	豌豆尖	5.1
芥菜	5.4	菠菜	2.9	白菜苔	2.8

来源：《中国食物成分表2002》、《中国食物成分表2004》。

㉙ 孕期营养不良对胎儿有什么不良影响？

母亲孕期营养不良会造成胎儿宫内发育受阻，并可能带来不良的妊娠结局：

低出生体重

指新生儿出生体重 < 2500g，其影响因素很多，大致包括孕妇孕期营养不良、孕妇贫血、吸烟或酗酒等；

早产儿及小于胎龄儿

均反映出胎儿宫内发育迟缓（IUGR），都与孕期营养不良有关；

围生期婴儿死亡率增高

孕前或孕期营养不良影响母体的体重，母亲低体重或孕期低增重将增加子宫内胎儿的危险性。围生期胎儿死亡率、婴儿死亡率与新生儿出生低体重高度相关。

脑发育受损

妊娠期间的营养状况特别是孕后期母亲蛋白质的摄入量是否充足，关系到胎儿脑细胞的增殖数量和大脑发育，并影响到以后的智力发育。

先天畸形

孕期某些营养素如锌、维生素A、叶酸等缺乏或过多，可能导致出生婴儿先天畸形。

导致成年慢性病

低出生体重儿与生命后期的许多慢性病有关，如心血管疾病、血脂代谢异常及糖代谢异常等。

30 孕期营养不良对母体有什么不良影响？

孕期营养不良与妊娠并发症

妊娠母体可发生代谢改变、生理性代偿甚至牺牲自身组织以保证胎儿的生长发育，这将影响到母体的健康，如缺铁引起的母体贫血，缺钙和维生素D所导致的母体骨质软化症等在发展中国家，尤其是贫困地区仍然是常见的孕期并发症。

孕期钙营养与骨密度

孕期低钙摄入可能对母体骨密度造成不良影响。广大育龄女性要选择适当的年龄妊娠和哺乳，让妊娠和哺乳对骨密度的不良影响在骨峰值形成前有时间得以恢复和改善。

孕期营养性贫血

孕期缺铁性贫血发生率较高，主要是营养性贫血。轻度贫血对孕妇影响不大，重度贫血可致贫血性心脏病；贫血还降低孕产妇抵抗力，易并发产褥感染，甚至危及生命。

31 中国对孕早期妇女提出了哪些特殊的膳食指南？

孕早期的膳食应富营养、少油腻、易消化及适口。妊娠的头4周预防胎儿神经管畸形也极为重要。在一般人群膳食指南十条基础上，孕早期妇女膳食指南还应补充以下五条内容：

膳食清淡、适口

清淡、适口的膳食有利于降低孕早期的妊娠反应，可食用各种新鲜蔬菜和水果、大豆制品、鱼、禽、蛋以及谷类制品。

少食多餐

孕早期女性的进食餐次、数量、种类及时间应根据孕妇食欲、反应轻重及时进行调整，采取少食多餐的办法，保证进食量。口服少量B族元素可缓解妊娠反应症状。

保证摄入足量富含碳水化合物的食物

孕早期尽量多吃富含碳水化合物的谷类或水果，保证每天至少摄入150g碳水化合物（约合谷类食物200g）。因妊娠反应严重而完全不能进食的孕妇应及时就医。

多摄入富含叶酸的食物并补充叶酸

孕早期多吃富含叶酸的动物肝脏、深绿色蔬菜及豆类，每日应继续补充叶酸400μg，并持续至整个孕期。

戒烟、禁酒

为了生育一个健康的宝宝，孕妇应继续戒烟、禁酒，并远离吸烟环境。

32 如何预防或减轻妊娠反应？

为了减轻孕期妇女的妊娠反应，膳食应清淡，选择易消化、能增进食欲的食物。孕早期妇女应少食多餐，尤其是呕吐严重的孕妇，进食可不受时间限制，坚持在呕吐之间进食。为了增加进食量，保证能量的摄入，应尽量适应妊娠反应引起的饮食习惯的短期改变，照顾孕妇个人的嗜好，不要片面追求食物的营养价值，待妊娠反应停止后，逐渐纠正。

对于一般的妊娠反应，可在保健医生指导下补充适量的B族维生素，以减轻妊娠反应的症状。怀孕早期妇女应注意适当多吃蔬菜、水果、牛奶等富含维生素和矿物质的食物。为减轻恶心、呕吐

> **小贴士**
> **哪些食物富含碳水化合物？**
> 谷类、薯类和水果都富含碳水化合物。薯类含碳水化合物15%～30%，谷类一般含碳水化合物约75%。水果含碳水化合物约10%，其中水果的碳水化合物多为糖，例如果糖、葡萄糖和蔗糖，这些碳水化合物能较快通过母体的胎盘为胎儿吸收利用。

的症状，可进食面包干、馒头、饼干、鸡蛋等。

33 中国对孕中、末期妇女提出了哪些特殊的膳食指南？

从孕中期开始胎儿进入快速生长发育期，母体还需要为产后泌乳开始储备能量以及营养素。因此，孕中、末期均需要相应增加食物量，以满足孕妇显著增加的营养素需要。在一般人群膳食指南十条基础上，孕中、末期妇女膳食指南还增加了以下五条内容：

适当增加鱼、禽、蛋、瘦肉、海产品的摄入量

建议孕中、末期每日增加总计约50~100g的鱼、禽、蛋、瘦肉的摄入量，鱼类作为动物性食物的首选，每周最好能摄入2~3次，每天还应摄入1个鸡蛋。除食用加碘盐外，每周至少进食一次海产品。

适当增加奶类的摄入

从孕中期开始，每日至少摄入250mL的牛奶，或者相当于250mL牛奶的奶制品，额外再补充300mg的钙或喝400~500mL的低脂牛奶，就可以满足钙的需要了。

常吃含铁丰富的食物

孕妇从孕中期开始就要增加铁的摄入量，建议常摄入含铁丰富的食物如动物血、肝脏、瘦肉等，必要时可在医生指导下补充小剂量铁剂。同时，要多摄入富含维生素C的蔬菜、水果，或在补充铁剂时补充维生素C，以促进铁的吸收和利用。

小贴士 含铁食物铁含量比高低（mg铁/100g食物）

食物	含量	食物	含量	食物	含量
鸭血	30.5	鸡血	25.0	猪血	8.7
鸭肝	23.1	猪肝	22.6	鸡肝	12.0
蛏	33.6	河蚌	26.6	蛤蜊（均值）	10.9
牛肉干	15.6	羊肉（瘦）	3.9	猪肉（瘦）	3.0
木耳（干）	97.4	紫菜（干）	54.9	蘑菇（干）	51.3
葡萄干	9.1	桂圆肉	3.9	枣（干）	2.3
干黄花菜	8.1	油菜（黑）	5.9	豌豆尖	5.1
芥菜	5.4	菠菜	2.9	白菜苔	2.8

来源：《中国食物成分表2002》、《中国食物成分表2004》。

适量身体活动，维持体重的适宜增长

孕妇应监测体重，每天进行不少于30分钟的低强度身体活动，最好是1~2小时的户外活动如散步、体操等，有利于维持体重增长适宜和促进自然分娩，户外活动还有助于改善维

生素D的营养状况。

禁烟戒酒，少吃刺激性食物

有吸烟、饮酒习惯的妇女，孕期必须禁烟戒酒，并要远离吸烟环境。浓茶、咖啡应尽量避免，刺激性食物也应该尽量少吃。

34 为什么孕期要监测体重增长？

孕期体重是反映孕妇营养的重要标志。孕期体重增长过多将增加难产的危险；孕期体重增长过少，除影响母体健康外，还可导致胎儿营养不良并影响其成年后的健康状况。

随着生活条件的改善，我国孕妇妇女的日常工作量和身体活动量明显减少，容易发生能量摄入与消耗失衡，再加上多数居民认识上的误区，认为吃得越多、胎儿越大越好，使肥胖孕妇及巨大儿出生明显增高。新生儿出生体重大于4.0kg被称为巨大儿，会使其成年后继发肥胖、高血脂、高血压、心脑血管疾病、糖尿病等退行性疾病的危险性明显增加。

孕期母亲体重增长过多是胎儿出生体重过高的决定因素。为生育一个健康的宝宝，在孕期应关注和监测体重的变化，并根据体重增长速率适当调节食物摄入量，而为维持体重的正常增长，适宜强度的运动也是不可缺少的。

35 孕期增加多少体重是适宜的？

体重适宜增加的目标值因孕前体重而异，首先要计算孕前标准体重，孕前标准体重可用下面公式粗略估计，孕前标准体重（kg）数值±10%都在正常范围：

孕前标准体重（kg）= 身高（cm）- 105

- 孕前体重超过标准体重20%的女性，孕期体重增加以7~8kg为宜，孕中期开始每周体重增加不宜超过300g；
- 孕前体重正常，孕期体重增加的适宜值为12kg，孕中期开始每周体重增加为400g；
- 孕前体重低于标准体重10%的女性，孕期体重增加的目标值为14~15kg，孕中期开始每周体重增加为500g。

36 中国对哺乳期妇女提出了哪些特殊的膳食指南？

哺乳期妇女（乳母）一方面要逐步补偿妊娠、分娩时所损耗的营养素储备，促进各器官、系统功能的恢复；另一方面还要分泌乳汁、哺育婴儿。因此，在一般人群膳食指南十条基础上，哺乳期妇女膳食指南还增加了以下五条内容：

增加鱼、禽、蛋、瘦肉及海产品的摄入

乳母每天应增加总量100~150g的鱼、禽、瘦肉，还应多吃海产品，对婴儿的生长发育有益。

适当增饮奶类，多喝汤水

建议乳母每天喝500mL牛奶，如果没条件饮奶则建议多吃可连骨带壳食用的小鱼、小虾、大豆及其制品、芝麻酱及深绿色蔬菜等，必要时可在医生指导下补充钙制剂。此外，乳母多饮汤水以增加乳汁分泌量。

产褥期食物多样，不过量

产褥期的膳食同样应是多样化的平衡膳食，以满足营养需要为原则，无须特别禁忌。保持产褥期食物多样充足而不过量，可有利于乳母健康，保证乳汁的质与量，以便持续地进行母乳喂养。

忌烟酒，避免喝浓茶和咖啡

乳母吸烟（包括被动吸烟）、饮酒对婴儿健康有害，喝浓茶、咖啡也可能通过乳汁影响婴儿的健康。

科学活动和锻炼，保持健康体重

多数妇女生育后导致生育性肥胖，因此除了合理膳食外，还应适当运动或做健身操。坚持母乳喂养有利于减轻体重，而进行一定强度的、规律性的身体活动和锻炼，也不会影响母乳喂养。

37 为什么产褥期食物宜充足但不要过量？

产妇自胎儿及其附属物娩出，到生殖器官恢复至非妊娠状态一般需要6~8周，这段时间在医学上称为产褥期，民间俗称"坐月子"。

产褥期是妇女一生中非常特殊的阶段，由于承受了妊娠和分娩的反应，女性的生理和心理上都发生了很大变化，体力和机体储存的营养物质也因为怀孕和生育会有很大消耗，母亲不仅需要恢复自身的健康，还要分泌乳汁喂养婴儿，因此产褥期依然需要充足的食物和营养。

我国传统上很重视"坐月子"时的食补，产妇要吃大量的禽、蛋、鱼和肉类等动物性食物。吃过多动物性食物会造成绝大多数产妇蛋白质、脂肪摄入过量，加重其消化系统和肾脏的负担，相应带来维生素和矿物质摄入减少，导致营养不均衡。因此，产褥期食物应均衡多样而充足，但不应过量。

另外，应该摒弃"坐月子"应多吃少动才能养好身体的观点，而是应尽早适当活动，在保证充足的休息和睡眠、避免过劳和过早负重的前提下，按适宜自己的运动方式进行适当强度、适宜方式的身体活动和锻炼，例如一些轻柔的产后健身操、散步、游泳等等。

38 为什么产褥期要重视蔬菜、水果的摄入？

我国许多地方都有民间流传产下来的说法，认为产后不能吃生、冷的食物，如蔬菜、水果等。

"坐月子"不吃蔬菜、水果很不利于健康。新鲜的蔬菜、水果含有多种人体必需的维生素、矿物质、膳食纤维、果胶、有机酸等成分，可增进食欲、增加肠蠕动、防止便秘、促进乳汁分泌，是产妇不可缺少的食物。产妇在分娩过程中体力消耗比较大，腹部肌肉松弛，再加上卧床时间长、运动量减少，致使肠蠕动变慢，比一般人更容易发生便秘，假如不许吃蔬菜、水果，不仅会增加便秘、痔疮等疾病的发病率，还会造成某些微量营养素的缺乏，影响乳汁中维生素和矿物质的含量，进而影响婴儿的生长发育。因此，产褥期要重视蔬菜、水果的摄入。

39 乳母营养不足为什么会影响乳汁的质与量？

乳母乳汁中的营养素含量是相对稳定的，乳母膳食状况一般不会明显影响乳汁中各种营养素的含量。但是，如果乳母在孕期、哺乳期的蛋白质与能量均处于不足或边缘缺乏状态，则会影响到产后哺乳期的泌乳量和乳汁中的营养素水平。

泌乳量受多种因素的影响，如果一个健康状况良好的乳母，在哺乳期节制饮食就会使母乳量迅速减少；当乳母能量摄入很低时，可使泌乳量减少到正常的40%～50%；一般营养较差的乳母产后前6个月每日泌乳量约为500～700mL，后6个月每日约为400～600mL；严重营养不良乳母的泌乳量可降低到每天100～200mL，甚至可能完全没有乳汁。

㊵ 为什么乳母要多喝汤水?

乳母每天摄入的水量与乳汁分泌量密切相关,摄水量不足会使乳汁分泌量减少,所以乳母每天应多饮汤水。此外,由于产妇的基础代谢较高、出汗多,再加上乳汁分泌,需水量会高于一般人,因此产妇多喝一些汤是有益的。

鱼汤、鸡汤、肉汤营养丰富,含有可溶性氨基酸、维生素和矿物质等营养成分。鱼汤、鸡汤、肉汤不仅味道鲜美,还能刺激消化液分泌,改善食欲,帮助消化,促进乳汁的分泌。用大豆、花生加上各种肉类(如猪腿或猪排骨)煮成的汤、鲫鱼汤、蘑菇煨鸡汤、猪腿和鸡蛋一起煮的汤均可促进乳汁分泌。如经济条件有限,不能多吃动物性食品,可用豆腐汤或骨头汤配以适量黄豆、豆腐和青菜等来代替也可以。

㊶ 为什么乳母要摄入充足的微量营养素?

在哺乳期间,乳母的膳食摄入需要优先考虑的微量营养素包括维生素A、维生素B_1、维生素B_2、维生素B_6、维生素B_{12}、碘、锌等,因为母乳中这些营养素的含量受乳母膳食的直接影响,加上婴儿对这些微量营养素的储备通常较低而需要相对较多,必需依赖母乳提供。如果乳母体内这些微量营养素摄入或储备不足,会使乳汁中这些微量营养素的含量降低,这将对婴儿的生长发育产生不利影响。已经有研究证明,通过给乳母补充这些微量营养素,可使乳汁中这些营养素的浓度迅速提高,才不至于造成婴儿发生微量营养素缺乏。

㊷ 中国对老年人提出了哪些特殊的膳食指南?

合理饮食是身体健康的物质基础,对改善老年人的营养状况、增强抵抗力、预防疾病、延年益寿、提高生活质量具有重要作用。针对我国老年人的生理特点和营养需求,在一般人群膳食指南十条的基础上补充了以下四条内容:

食物要粗细搭配、松软、易于消化吸收

老年人的消化器官生理功能有不同程度的减退,而且许多老年人易发生便秘,患高血压、血脂异常、心脏病、糖尿病等疾病的危险性增加。老年人选择谷类食物要粗细搭配,食物宜松软、易于消化吸收。

合理安排饮食,提高生活质量

保证老人的饮食质量、进餐环境和进食情绪，保证所需的各种营养素摄入充足，以促进老年人身心健康，减少疾病，延缓衰老，提高生活质量。

重视预防营养不良和贫血

老年人的身体会出现不同程度的老化，并可能存在不同程度和不同类别的慢性疾病，有的老年人还有营养不良、贫血。

多做户外活动，维持健康体重

老年人适当多做户外活动，在增加身体活动量、维持健康体重的同时，还可接受充足紫外线照射，有利于体内维生素D合成，预防或推迟骨质疏松症的发生。

43 老年人吃粗粮有什么益处？

老年人应该吃一些粗粮，太精细的谷类不如粗粮更有益于老年人的健康，那是因为粗粮：

含有丰富的B族维生族和矿物质

在谷类中的B族维生素主要集中在谷粒外层，粗粮的加工一般不追求精细，因而B族维生素含量比细粮高。此外，粗粮中的钾、钙及植物化学物质的含量也比较丰富，符合老年人的营养需求。

膳食纤维有利于老年人健康

膳食纤维可促进老年人的肠道蠕动，起到润便、防治便秘的作用，同时缩短粪便通过肠道的时间。另外，粗粮中膳食纤维多，能量密度较低，有利于控制体重，防止肥胖。

调节老年人血糖

粗粮或全谷类食物餐后血糖变化小于精制的米面，有助于改善糖耐量及糖尿病患者的血糖控制。

防治老年人心血管疾病

粗粮中含丰富的可溶性膳食纤维，可降低血胆固醇水平。同时富含的植物化学物质如木酚素、芦丁、类胡萝卜素等具有抗氧化作用，可降低发生心血管疾病的危险。

44 老年人如何选择和制作食物？

很多老年人的牙齿都已脱落，咀嚼功能、消化功能不如年轻人，所以老年人的食物要尽量精心选择和制作，以便松软而易于老年人消化。

老年人宜选用的食物：柔软的米面及其制品，如面包、馒头、麦片、花卷、稠粥、面条、馄饨；细软的蔬菜、水果、豆制品、鸡蛋、牛奶等；适量的鱼虾、瘦肉、禽类。另外，建议老年人每天最好能吃到100g（2两）粗粮或全谷类食物。

在制作时，要兼顾食物的色、香、味、形。要注意烹调的方法，以蒸、煮、炖、炒为主，避免油腻、腌制、煎、炸、烤的食物。

45 体重不足对老年人的健康有何危害？

2002年中国居民营养与健康状况调查表明，我国60岁以上老年人的低体重发生率为17.6%，是45~59岁的2倍。老年人的营养不良常表现为体重不足，同时也可能伴有其他微量营养素供给不足。体重不足会对老年人的健康产生如下的危害：

增加疾病易感性

体重下降可造成免疫功能和抵抗力下降，以致急性和慢性传染病的发病机会增多。

骨折率上升

在一定范围内，体重与骨密度呈正比，所以低体重者更容易发生骨折；而且瘦弱者在摔倒时缺少脂肪保护，也可导致骨折。

损伤及外科伤口愈合缓慢

机体进行大面积伤口愈合时需要较多的能量和蛋白质，而低体重的老年人其饮食中往往不能提供所需的营养物质，因此，由于缺乏组织储备而造成伤口愈合过程变慢。

易出现精神神经症状

体重不足的老年人可能会出现冷淡、易激怒、倦怠、精神抑郁、神经质、不安或失眠的状况。

某些应激状态者的耐受力低下

应激状态是指持续的体力活动、受损伤、环境刺激、饥饿、外科手术等，体重正常的老年人可以对付应激状态，而消瘦者则不能。

对寒冷的抵抗力下降

瘦弱者体内缺少脂肪来防止身体的过量散热,因而耐寒能力较差。

经不起疾病消耗

低体重的老年人发烧或患慢性消耗性疾病时,容易变得更瘦,因为缺乏脂肪贮存,机体只能分解蛋白质来提供能量。

46 如何预防老年人的营养不良?

营养不良对老年人的健康损害很大,因此对这个人群就要十分注意在日常饮食中加以预防:

保证充足的食物摄入,提高膳食质量

增加营养丰富、容易消化吸收的食物。选择食物时应保证奶类、瘦肉、禽类、鱼虾和大豆制品的摄入,按照饮食习惯烹制合乎口味的膳食,保证能量和优质蛋白质的摄入,使体重维持在正常范围。

适当增加进餐次数

老人由于胃肠道功能减退,一次进食较多就不容易消化吸收,建议少量多餐,每天进餐4~5次,每次进食量少一些。对于已出现营养不良的老人,更要注意逐步增加食量,不要在短时间内一下子吃很多,而要让消化系统有一个逐渐适应的过程。

适当使用营养素补充剂

由于生理功能下降或者患病等因素使老年人不能从膳食中获得足够的营养素,特别是维生素和矿物质时,老年人可在医生指导下服用营养素补充剂。

及时治疗原发病

老年人的支气管炎、肺气肿、肿瘤、心脑血管疾病、胃肠疾病等发病率增加容易导致营养不良,积极治疗原发病可改善营养状况。

定期称量体重,监测营养不良

体重减轻是老年人营养不良的主要表现,若体重突然急剧下降可能是一些重大疾病发生的前兆,因此应经常称量体重。

47 贫血对老年人健康有什么影响？

我国老年人的贫血患病率高于中年人群，老年人贫血对他们的身体健康会带来以下影响：

⊙ 使老年人的免疫力低下，导致抵抗力减弱，进而容易发生各种感染。

⊙ 使老年人的神经系统和肌肉缺氧，容易出现疲倦乏力、头晕耳鸣、神情淡漠、记忆力衰退、抑郁等症状和认知功能受损，体能和工作能力降低。

⊙ 老年人贫血容易对心脏产生不良影响，加上有的老年人有不同程度的心血管病基础，可出现心慌、心跳加快，使心脏负荷加重。严重时可导致心律失常、心脏扩大、心衰。

⊙ 贫血使老年人的血红蛋白量减少，氧气的运送能力减弱，稍微活动或情绪激动就可出现气急、面色苍白、出冷汗等症状。

⊙ 贫血使老年人的消化功能和消化酶分泌减少，可导致老人食欲不振、恶心、呕吐、腹胀、腹泻等问题。

⊙ 贫血还可导致血管收缩和肾功能受损。

48 如何防治老年人贫血？

增加食物摄入

贫血的老年人要增加食物摄入量，增加主食和各种副食，保证能量、蛋白质、铁、维生素B_{12}、叶酸的供给，提供造血的必需原料。

调整膳食结构

贫血的老年人应增加瘦肉、禽、鱼、动物血和肝的摄入。新鲜的水果和绿叶蔬菜，可提供丰富的维生素C和叶酸，促进铁吸收和红细胞合成。饭前后不宜饮用浓茶，避免影响铁的吸收。

吃强化铁的食物

如铁强化酱油、铁强化面粉及制品等，但是要注意食用的量，以防铁摄入过量。

适当吃营养素补充剂

当老年人无法从膳食中获得必需的营养素时，可以在医生指导下使用营养素补充剂，如铁、B族维生素、维生素C等。

积极治疗原发病

老年人的慢性疾病也可导致贫血,因此要到医院查明病因,积极治疗原发性疾病。

49 适当的户外运动对老年人有何好处?

随着年龄的增加,老年人的骨骼、肌肉、消化、呼吸、心血管、中枢神经等各系统功能逐渐衰退。天天运动尤其是多做户外活动,可延缓老年人体力、智力和各器官功能的衰退,这是因为:

⊙ 运动可以使心肌收缩加强,血液循环得到改善,肺活量增大,血液含氧量增加,使全身各组织细胞得到充足的氧气;有利于促进食欲,防止便秘;减少紧张和忧虑,有利于老年人的睡眠;还可以改善老年人肌肉和关节的血液循环,延缓骨质疏松、关节增生和退变。

⊙ 适当的户外活动,可以让老年人多呼吸新鲜空气,接受紫外光照射,有利于体内维生素D的合成,预防或推迟骨质疏松的发生。

50 哪些户外活动适合老年人?

适当的户外活动对老年人的健康很有好处,但是运动方式一定要根据老年人的生理特点来选择。一般来说,老年人比较适合步行、慢跑、游泳、跳舞、太极拳、乒乓球、门球、保龄球等运动方式。

步行

步行可使各部位都得到锻炼,同时加强心肌收缩。天天散步对于改善心肺功能、延缓下肢关节退行性病变有积极作用。

慢跑

慢跑比散步的运动强度大一些,消耗能量也较多,能加速血液循环,促进新陈代谢,增大能量消耗,改善脂质代谢,有利于预防高血压和高血脂。

体操

体操动作可以简单、也可以复杂,运动速度可以快、也可以慢,这种方式很容易调整或控制运动量和运动强度。老年人经常坚持做体操,可以使头颈、躯干、四肢灵活,养成良好体姿,发展柔韧性,维持神经、肌肉的协调能力。

51 老年人在运动时要遵循哪个"八字方针"？

因为老年人有自己的生理特点，建议在运动时一定要遵循"八字方针"——安全、全面、自然、适度：

安全

老年人的体力和协调功能衰退，视、听能力也减弱，运动时要保证安全，动作简单、舒缓，运动强度、幅度也不要太大。

全面

老年人尽量选择多种运动项目和能活动全身的项目，使全身各关节、肌肉群和身体多个部位受到锻炼。注意上下肢的协调运动、身体左右侧的对称运动，并注意颈、肩、腰、腿、膝、踝、肘、腕、手指、脚趾等各关节和肌群的活动，眼、耳、鼻、舌、齿要经常运动。

自然

老年人的运动方式要自然、简便，不宜做负重憋气、过分用力、头部旋转摇晃的运动，尤其是那些有动脉硬化和高血压的老年人更要避免。

适度

老年人应根据自己的生理特点和健康状况选择适当的运动方式、运动强度、运动时间和频率。老年人最好坚持每天锻炼，每天户外活动时间至少半小时，运动强度以轻微出汗、自我感觉舒适为度。世界卫生组织推荐的最适宜锻炼时间是9：00—10：00或16：00—18：00。

52 老年人运动时有哪些注意事项？

老年人运动时，不能像年轻人那样无所顾忌，一定要注意以下几个问题，这样才可以达到促进健康的目的：

全身健康检查

老年人在运动前一定要作身体检查，这样可以了解自己的健康状况，为科学选择运动方式、采取适宜的运动强度和运动量提供依据。

了解运动前后的脉搏

自我监测以关注脉搏变化，比如测量早晨起床时的基础脉搏以及运动前后的脉搏变化，在必要时可测量血压。

循序渐进

每次运动前做几分钟准备活动，运动量要由小到大逐渐增加。尤其是以前没有运动习惯的老年人，开始几天可能会出现不适反应，表现为疲劳、肌肉酸疼、食欲稍差，甚至睡眠不好等，此时应适当减少运动量、降低运动强度，经过一段时间适应后再慢慢地增加运动量。

好的活动环境

老年人在运动时要尽量选择空气清新、场地宽敞、锻炼气氛好的场所进行锻炼。

着装舒适

老年人要选择舒适和运动方便的运动衣、运动鞋。冬季运动一定要注意保暖。

注意气候变化

特殊天气如大雾时的空气质量很差，是不宜运动的，老年人要考虑到气候的变化。

感到不舒服立即停止运动

老年人在运动中感到不适一定要重视，不要不以为然，以免出现紧急的健康问题。

53 什么是营养强化食品？

食物营养强化就是在食物加工过程中人为地加入一些人体所必需的、但在日常膳食中又容易缺乏的营养素，以保证人体的营养需要。在食品加工过程中经过这种人为添加了营养素的食品就称为营养强化食品，补充的营养素称为食品强化剂。目前世界上已有60多个国家通过立法的形式实行了食物营养强化。食品强化有四种目的：

- 弥补某些食品天然营养成分的缺陷，如在粮食制品中强化必需氨基酸；
- 补充食品加工损失的营养素，如精白米面中添加维生素B_1；
- 使某种食品达到特定目的的营养需要，如配方奶粉等；
- 特殊人群预防需要，如寒带人群需要补充维生素C等。

我国从20世纪90年代起就实行了食盐加碘的强化，目前正在启动的食物强化方案有：在酱油中强化铁；在食用油中强化维生素A；大米、面粉中强化维生素B_1、维生素B_2、烟酸、叶酸、钙、铁等。另外在市场上见到的还有许多添加了钙、铁、锌、维生素A或维生素D的食品也都属于强化食品。

54 你需要吃营养素补充剂吗？

营养素补充剂是指由一种或多种必需的微量营养素组成的产品，如维生素和矿物质。它的主要特点是不以食物为载体，它虽然以胶囊、片剂或口服液等剂型出现，但并不是药物，所以不宜当作药物来治疗疾病。

当前市场上有各种各样的营养素补充剂，因此很多人不免产生疑问：我们到底要不要吃呢？

维生素类的营养补充剂，应该是对日常膳食摄入不足的一种补充，简单地说就是食物在先、补充在后，这个先后次序是营养学家所强调的。所谓"药补不如食补"，我们食用的各种食物中除含有营养素以外，还含有多种其他膳食成分（如多种植物化学物质），这些有益健康的成分是科学家尚不能全部分析出来并制成制剂的。

对大多数健康人来说，如果能坚持多种多样的平衡膳食就可以确保营养充足了，可以不吃各种营养剂；而有些人因为某些原因通过膳食仍不能满足营养需要，这时就可以根据自身的生理特点选择适当的营养素补充剂，比如孕妇有特殊的营养需要时完全可以补充一些钙剂、叶酸、复合维生素片、铁剂等。

许多人误以为营养补充剂是只有好处没有害处。殊不知，多数补充剂服用不当也会吃出问题。另外，有些维生素和矿物质会和其他药物发生反应，互相影响效用。作为消费者一定不要被广告迷惑，是否要补充、怎么补充一定要在医生的指导下进行。

第四篇　我职业我对号
我吃出我健康

1 脑力劳动者有什么营养需求？

脑力劳动者经常要学习、记忆、设计或者研究，脑疲劳会有多种不良症状，如头昏脑涨、记忆力下降、反应迟钝、注意力分散、思维紊乱等，甚至导致多种疾病如失眠、焦虑、健忘、抑郁、心脑血管疾病等。怎样通过食物摄入提高劳动效率是每个脑力劳动者最关心的问题。

碳水化合物

人脑主要依靠血液中的葡萄糖（血糖）氧化供给能量。保持一定的血糖浓度十分重要，大脑所需能量都要由碳水化合物来供给。

蛋白质

氨基酸的平衡是维持大脑正常活动与功能的重要条件。这些氨基酸在瘦肉、鱼、蛋、乳以及大豆和豆制品中含量较多。

脂肪

脂类可以保证大脑维持良好的功能。人脑所需要的脂类主要是脑磷脂和卵磷脂，它们有补脑作用，能使人精力充沛。

矿物质和微量元素

钙、镁、钠、钾等协同维持神经肌肉的应激性；钙能保证脑力旺盛、工作持久、头脑冷静并提高判断力；磷是构成卵磷脂、脑磷脂等的重要成分，对维护大脑和神经细胞的结构与功能有十分重要的作用。

维生素

是提高智力活动的重要营养素之一。维生素C能使大脑正常地发挥功能；B族维生素尤其是维生素B_1参与碳水化合物代谢，保证神经系统的正常功能；烟酸缺乏可引起忧郁、焦虑、记忆力减退；维生素E能维持脑细胞活力，预防脑细胞衰退及脑力疲劳等。科学研究发现，长期从事紧张的脑力劳动可增加机体对维生素C、烟酸、B族维生素等的需要量。

小贴士

脑力劳动者宜选用的食物：

富含碳水化合物的食物：大米、面粉、小米、玉米、红枣、桂圆、蜂蜜等。

富含优质蛋白质的食物：蛋类、乳类、鱼类、禽类、瘦肉及大豆类等。

富含不饱和脂肪酸的食物：植物油、葵花子、南瓜子、花生、西瓜子、核桃、鱼、虾等。

富含脑磷脂的食物：猪脑、羊脑、鸡脑等。

富含卵磷脂的食物：鸡蛋黄、鸭蛋黄、鹌鹑蛋黄、大豆及其制品等。

富含维生素A的食物：动物肝脏、乳类、蛋类及胡萝卜、韭菜、海带和木耳等。

富含B族维生素的食物：谷类、豆类、花生、核桃、芝麻、香菇、蔬菜、蛋类、奶类、瘦猪肉、动物肝脏、酵母、鳝鱼等。

富含维生素C的食物：鲜枣、猕猴桃、柑橘、柠檬、柚子、菜花、绿叶蔬菜、辣椒、西红柿等。

② 经常熬夜的人怎样安排饮食？

现代人由于加班或职业原因，经常昼夜颠倒，从而会对人体的生理功能产生负面影响。经常在夜里工作的人，应科学地安排好自己的一日三餐。

首先应保证有足够的能量摄入，为了增进食欲，可在食品的烹调制作上力求做到食物品种多样化、色、香、味俱全；为了避免过饥过饱，需要合理安排就餐时间，晚餐能量占全天膳食总能量的30%～50%，可吃高蛋白食物，进餐时间安排在工作前1~2小时为宜；中餐能量占20%～25%，进餐时间在午后3点前后；早餐能量占15%～20%，且应以容易消化的碳水化合物为主。

有的熬夜工作者劳动强度很大、消耗多，还应保证有足够的优质蛋白质、无机盐和维生素的摄入。动物蛋白质的补充最好能达到蛋白质供应总量的一半，选择量少质高的蛋白质、脂肪和维生素B族食物如牛奶、牛肉、猪肉、鱼类、豆类等；也可吃核桃、大枣、桂圆、花生等，能起到抗疲劳的功效。还要供给充足的富含维生素A的食物，提高熬夜者对昏暗光线的适应力，防止视觉疲劳。多吃蔬菜、水果，少吃含高蔗糖和高脂肪的食物，并控制食盐的摄入量。

熬夜工作者还要根据自己的年龄和兴趣进行锻炼，熬夜中如感到精力不足或者欲睡，就做一会儿体操、太极拳或到户外活动一下。另外，要调整生理节律，常年熬夜者应根据作息时间表不断修改至适应。

③ 汽车驾驶员的饮食要点是什么？

现在私家车越来越多，人们喜欢自驾车出行，出门在外必然会带来生活的不便，无法保证规律的饮食。当司机在驾车时，眼睛持续盯着前方，精神高度紧张，尤其是长途车驾驶员更容易产生疲劳。建议汽车驾驶员的饮食要点是：

三餐要点

早餐应保证营养充足，质高而且量足，牛奶、鸡蛋、少量的肉食、蔬菜、主食都不可缺少；午餐可以稍微简单，但应注意营养均衡，荤素搭配；晚餐不要暴饮暴食，吃七八分饱就好好休息。睡前莫忘饮一杯酸奶或牛奶，加一片多种维生素补充剂。

能量及时补充

驾车者长时间身体处于相同的位置无法自由变换，体力消耗较大，大脑也容易疲惫。此时，除了需要轮换休息外，应在休息期间补充能量，例如吃一些巧克力、糖果、水果等富含糖分的零食。

补充维生素A

长时间开车者的饮食中需要补充丰富的维生素A，可以服用成品的维生素A胶丸，也可以进食肝泥、肝酱、胡萝卜等富含维生素A的食物，以缓解眼睛疲劳。

补充水分

各种营养素的摄入均需要充足的水分来确保吸收，建议驾车时每天补充至少2000mL的水。

④ 运动员有什么营养需要？

运动员训练、比赛需要良好的体能，合理营养是提高训练效果和比赛成绩的基础。运动员的营养需求是：

能量

能量需求因人而异，受运动强度、频度和持续时间的影响，同时也受运动员的体重、年龄、营养状况、训练水平、精神状态及训练时投入用力程度等因素的影响。运动员全天所需总能量约在2800~3500kcal之间，高于普通人。

碳水化合物

为了维持正常血糖水平，应给予碳水化合物占总能量50%~60%的膳食。有研究报道用富含碳水化合物的小体积、高能量食品作为赛前或赛中补充，可提高运动成绩。

脂肪

在轻、中度运动时，脂肪约提供50%的能量需要，故膳食脂肪占总能量的25%~30%为宜。

蛋白质

蛋白质十分重要，但由于蛋白质终究不是运动员的主要能源，故不宜过多摄入，与正常人相当即可。

维生素

有研究指出，运动员的维生素需要量较一般成人要高一倍，要保证运动员竞赛时体内有充裕的维生素，可于赛前1~2周每日补足复合维生素。

无机盐和水

由于长时间运动，运动员的失水量增加，使血清铜、钾、钙浓度升高。为此，应在运动中适量多次饮用合适饮料，还可在赛前0.5~1小时饮500毫升低渗饮料，赛后2小时内应优先分次补充液体，恢复水、电解质平衡，促进废物排除，以利于体力恢复。

⑤ 不同项目的运动员有什么不同的营养需求？

举重、投掷、短跑、跳高、跳远、跳水、武术、柔道和摔跤等项目要求运动员具备较大力量和协调性，并且要在极短时间产生爆发力。这就需要运动员食物中蛋白质供给量应提升到每公斤体重2克以上，其中优质蛋白应占50%，食物中蔬菜和水果应占总能量的15%~20%，以满足运动员对糖、维生素和无机盐的需要。

击剑、射击、乒乓球、羽毛球、网球和体操等项目，要求运动员具有灵敏性和技巧，运动中神经活动异常活跃。全天总能量的消耗虽不太高，但食物中蛋白质、维生素和钙、磷等无机盐应当充分。这些运动期间视力活动紧张，应给予充足的维生素A，除食用含维生素A或胡萝卜素丰富的食物外，必要时服用适量鱼肝油丸。

足球、篮球、排球等项目对运动员的灵敏性、技巧和力量等要求较全面，能量消耗也较大，故对各种营养素的供给应全面考虑。

马拉松、自行车、摩托车、长跑、竞走、长距离游泳和滑雪等是长时间、耐久力为主的运动项目，能量消耗量较大。运动员的饮食应当含有丰富的蛋白质、铁质和维生素E、维生素C、维生素B_6等，食物中应含有占总热量32%~35%的脂肪以缩小食物体积，还应供给含蛋氨酸丰富的食物。

⑥ 舞蹈演员及模特的饮食要注意什么？

舞蹈演员及模特儿是对体形有着特殊要求的职业，维持人体的自然美离不开两大要素：锻炼和营养。舞蹈演员及模特儿必须有一个良好的、合理的饮食方案，才能保持迷人的外形。在选择食物上，要注意以下几个方面：

多吃一些既补充能量又防止身体发胖的食物

应以各种含优质蛋白质(如鸡、鱼、肉、蛋等)和不饱和脂肪酸的食物为主，多吃新鲜蔬菜、水果。

多吃具有补益作用的食物

多食用补肾强骨、舒筋通络、消除疲劳、加快康复的食品,特别是含胱氨酸、色氨酸的食物,如牛奶、胡萝卜、橘子、核桃、菠菜、鱼子及动物的内脏等。

多吃具有美容作用的食物

食用足量优质蛋白质食物,还应补充富含维生素、矿物质的食物,特别是含有亚油酸和维生素的食物,如各种花粉、黄豆、葵花子、芝麻、花生、核桃、橘子、甜橙等。蔬菜能调节血液和汗腺的代谢,加强皮肤营养;碘可使头发光泽秀丽。

⑦ 戏曲、歌唱演员应该怎样安排饮食?

戏曲、歌唱演员的歌喉给人的感染力是任何乐器都望尘莫及的,然而人的声带很娇嫩,受多种因素影响,其中饮食就是重要因素之一。哪些食物不利于声带发声,哪些食物有利于歌喉保健呢?

⊙ 对嗓音影响较大的食物有酒、葱、蒜、烟、炒花生、炒葵花子、臭豆腐、肥肉和过咸的食品,而辣椒、酱豆腐、大油、甜食、椿芽、韭菜、蒜苗、鱼、羊肉、虾、醋、芥末对嗓子的影响也不可忽视。饭食影响嗓音的主要表现为嗓子干、口渴、痰多、糊嗓、唱歌时嗓子发木、发紧、发堵、发闷,出现劈音、转音,甚至嘶哑、失音。

⊙ 过量食用煎、炒、炸、爆及肥甘厚味,可引发咽喉炎症。

⊙ 吃过冷过热的食物也不利于歌喉,如歌唱前吃热的涮羊肉,容易使咽喉黏膜充血,影响发声共鸣;歌唱后吃冷饮或冰镇西瓜、冰糕等会使嗓子骤冷,喉部肌肉产生不正常收缩,从而影响喉肌和声带的正常功能,建议演唱前后一两小时不吃冷饮。

⑧ 建筑工人需要什么特殊饮食?

建筑工人的工作属重体力劳动,而且日晒雨淋、工作环境差,常在高温、高空环境下劳动,常与强烈的噪声和粉尘等职业性有害因素为伍,故容易危害健康。因此,除了做好劳动保护外,合理的饮食保健也极为必要。

打桩工人

接触的高频噪声不但能引起听觉损害,还会对神经系统、心血管系统和消化系统等引起不良影响。可出现头昏、头痛、失眠、多梦、记忆力减退、易激动、耳鸣、耳痛、心悸、心律不齐、食欲不振等症状，严重者可导致职业性噪声性耳聋。打桩工人平时应多摄入富含蛋白质的食物如鱼类、肉类、蛋类、禽类，每日可吃1~2种。还可选豆类（黄豆、绿豆、红豆）或豆制品。宜多吃富含维生素C的水果如柑、橙、草莓、猕猴桃、山楂、刺梨及新鲜蔬菜以及富含B族维生素的胡萝卜等。适当饮用含咖啡因的茶、咖啡等，可保护听觉系统，减轻噪声对听力的影响。

搅拌工、水泥混凝土工人

长期吸入水泥、粉尘可引发慢性鼻炎、咽炎、慢性支气管炎，严重的可发生水泥尘肺。要减少水泥、粉尘的危害宜多吃富含β-胡萝卜素的果菜如胡萝卜、南瓜、木瓜、西兰花、芹菜等。多食猪血、黑木耳、花菜、海藻、紫菜等。此外，多吃含维生素A较多的动物肝脏、蛋类，可保护呼吸道细胞少受粉尘的危害。

砖工、砌瓷片工、钢筋混凝土工、搭棚工人

多在露天场所作业，夏天常在高温环境下劳动，机体的基础代谢率增强，能量消耗增加，摄入的蛋白质分解代谢加速，体内的氯化钠、钾、镁及水溶性维生素、水等也随之消耗。唾液、胃液、肠和胰液分泌减少，食欲下降。因此，要补充足够能量，主食以大米、面、粗粮等为主，同时食用富含蛋白质的食物如瘦肉、禽类、鱼类、蛋类、奶类、豆类及其制品。多吃新鲜绿叶和红色蔬菜（如胡萝卜、番茄）、海带、禽蛋及水果等富含钾、钙的食物。饮食以清淡易消化为主，饮食品种多样化。水最好分多次饮。

⑨ 计算机作业人员该怎样呵护眼睛？

由于操作电脑时必须保持持久的坐姿，长期过度用眼可使视力下降，眼睛干涩。合理的营养对保护视力有很大的作用：

蛋白质

眼球视网膜上的视紫质由蛋白质组成，蛋白质缺乏可导致视力障碍。因此，平时要给眼睛多"吃"些含蛋白质较高的食物，如瘦肉、鱼、乳、蛋和大豆制品。

维生素

维生素A是构成眼感光物质的重要原料，维生素A充足可增加眼角膜的光洁度，使眼睛明亮有神。可多吃含有维生素A较多的食物如动物肝、水果、蔬菜和胡萝卜等。

维生素B_1、B_2可保护眼睑结膜、球结膜和角膜，预防眼角皱纹的形成。含维生素B_1较丰富的食物包括米糠、麦麸、粗粮、豆类及花生等；维生素B_2主要来源于肝、蛋、乳和蔬菜。

维生素C是眼球晶状体的主要营养成分，摄入不足易患晶状体混浊性白内障、角膜炎等，富含维生素C的食物有柚子、番茄、枣、猕猴桃及绿色蔬菜等。

微量元素

有4种微量元素对眼睛的影响重大。

锌能增加视觉神经的敏感度，摄入不足时会影响辨色功能，食物中牡蛎含锌量最高，肝、奶酪、花生等也是锌的丰富来源。

硒是维持视力的重要微量元素，含硒较多的食物有鱼、家禽、白菜、萝卜、韭菜、蒜苗等。

钼是组成虹膜的重要成分，充足时可保证视物清楚，不足时会导致近视。含钼丰富的食物有糙米、牛肉、蘑菇、葡萄和蔬菜等，大豆、扁豆、萝卜缨中含钼也较高。

钙和磷可使巩膜坚韧，缺乏易发生视神经疲劳、注意力分散，引起近视。含钙和磷丰富的食物有排骨、肉、乳品、豆类、新鲜蔬菜和鱼、虾、蟹等。

⑩ 高温环境作业的工种有哪些？

高温作业几乎遍布于工业生产的所有行业，主要的高温作业工种有：

- ⊙ 冶金工业的炼焦、炼铁、炼钢、轧钢、有色金属熔化、冶炼；
- ⊙ 轻工业中的造纸、玻璃、糖果食品、橡胶、塑料生产；
- ⊙ 建材工业的砖瓦、耐火材料、水泥生产；
- ⊙ 化学工业的氧化、合成、加热、催化化学反应、燃烧等过程；
- ⊙ 夏季露天作业如行军、建筑、搬运、筑路、露天采矿、探矿、农业田间劳动、运输驾驶等；
- ⊙ 纺织工业中印染、缫丝等生产。

⑪ 高温环境对人体有哪些影响？

高温环境可引起人体代谢和生理状况发生一系列的应激反应，主要表现为体温调节、水盐代谢、心血管系统、消化系统、神经内分泌系统等方面的改变。如果热负荷超过机体调节适应的限度，则将影响人体的健康。

高温环境对消化、食欲的影响

胃肠运动减弱，唾液、胃液等消化液分泌减少，导致胃肠消化功能减退。胃液酸度降低，胃排空加速，使食物不能得到充分的消化，还常常出现食欲减退。

高温环境对营养代谢的影响

高温环境中蛋白质的需要量会有所增加；膳食中的脂肪量一般以进食者乐于接受为宜，过高的脂肪反而引起厌食。

丢失水分和矿物质

由于大量出汗，丢失水分和矿物质是高温中暑发病的主要原因之一。

12 什么饮食可避免高温环境对健康的危害？

高温环境作业人员的膳食指导原则是要适应营养素代谢的特点，能量和各种营养素应适当增加，合理安排膳食，多样化烹调。

合理搭配、精心烹调

膳食蛋白质应占总能量的12%，并适当供应优质蛋白质，瘦肉、鱼、蛋、牛奶、黄豆及豆制品等都是优质蛋白质的良好来源。脂肪占总能量的25%~30%即可，适量脂肪可增加菜肴香味、促进食欲，但不宜过多。

补充矿物质和微量元素

补充富含矿物质的食物，如蔬菜含有丰富的钾和钙，米面、豆类和肉类都含有丰富的钾和镁。高温作业者还应多吃含钾丰富的食品。动物性食物如肝脏、瘦猪肉、牛羊肉含铁丰富，植物性食物以黄豆、鸡毛菜、毛豆等含铁较高。牡蛎、鲜鱼、肉类、肝脏、蛋类等动物性食物含锌较丰富。

及时补充水分

通过膳食给予水盐，例如菜汤、鱼汤、肉汤交替选择，既补充水分和盐分，又可增进食欲。如果出汗量很大，应在两餐之间或在高温现场及时补充含盐饮料。中等强度劳动在中等气象条件时水的补充量为3~5L，高强度劳动在气温及辐射热强度特别高时为5L以上。

供给充足的维生素

高温作业者对维生素B_1、维生素B_2、维生素C和维生素A的需要量增加。含维生素B_1较多的有小麦面、小米、豆类、瘦猪肉等;维生素B_2和维生素A较丰富的食物为动物肝脏和蛋类;含维生素C和胡萝卜素较多的是各种绿叶蔬菜。为了达到需要量,可适当给予维生素片或强化饮料、强化食品。

⑬ 低温环境对人体有哪些影响?

工作地点平均气温等于或低于5℃的作业称为低温作业,常见于寒带及海拔较高地区的冬季及冷库作业等。

在低温环境下工作时间过长,超过人体适应能力,体温调节功能发生障碍,则体温下降,影响机体功能,会出现神经兴奋与传导能力减弱、痛觉迟钝和嗜睡状态。长时间低温作业可导致循环血量、白细胞和血小板减少,引起凝血时间延长,并出现协调性降低。另外,还可引起人体全身和局部过冷,全身过冷常出现皮肤苍白、脉搏呼吸减弱、血压下降;局部过冷最常见的是手、足、耳及面颊等外露部位发生冻伤,严重的可导致肢体坏死。

⑭ 低温环境作业人员有哪些营养需求?

能量

为了维持体温的恒定,需要消耗更多的能量。低温环境下工作的人群从膳食中供给的能量与常温下工作相比,应增加10%~15%。

碳水化合物、蛋白质、脂肪

低温环境下机体营养素代谢发生明显改变的是从以碳水化合物供能为主,逐步转变为以脂肪和蛋白质供能为主。碳水化合物能增强机体短期内对寒冷的耐受能力,作为能量的主要来源,供能百分比应不低于50%。蛋白质供能为13%~15%,其中含蛋氨酸较多的动物蛋白质应占总蛋白质的45%。低温环境下机体脂肪利用增加,较高脂肪供给可增加人体对低温的耐受,脂肪供能比应提高至35%~40%。

维生素

低温环境下,人体对维生素的需要量增加,与温带地区比较,应增加30%~35%。

与能量代谢有关的维生素B_1、维生素B_2及烟酸的需要量也增加,烟酸、维生素B_2及泛酸对机体御寒也有一定的保护作用。建议硫胺素供给量为2~3mg/d,核黄素2.5~3.5mg/d,烟酸15~25mg/d。寒冷地区的蔬菜及水果供给通常不足,维生素C应额外补充,日补充量为70~120mg。

维生素A也有利于增强机体对寒冷的耐受,日供给量应为1500μg。寒冷地区日照短而使体内维生素D合成不足,每日应补充维生素D10μg。

矿物质

寒带地区居民或低温环境工作者极易缺乏钙和钠,对于钠盐的供给可稍高于温带地区;增加富含钙的食物,如奶或奶制品的摄取。

15 高原环境对人体有哪些影响?

高空、高原和高山均属于低气压环境。高山与高原是指海拔在3000米以上的地点,在低气压下工作,还会遇到强烈紫外线和红外线、日温差大、温湿度低、气候多变等不利条件。工种包括驻军、科考、登山、建筑等。低气压对人体的影响主要是人体对缺氧的适应性及其影响,特别是呼吸和循环系统受到的影响更为明显。

在高原地区,大气中氧气随高度的增加而减少,就会造成供氧不足,人就会缺氧。初期,大多数人肺通气量增加,心率加快,部分人血压升高;适应后,心脏每分钟输出量增加,每搏输出量也增加。由于肺动脉高压,使右心室肥大,这是心力衰竭的基础。血液中红细胞和血红蛋白有随海拔升高而增多的趋势。血液比重和血液黏滞度的增加也是加重右心室负担的因素之一。

此外,初登高原由于外界低气压,而致腹内气体膨胀,胃肠蠕动受限,消化液如唾液、胃液和胆汁减少,常见腹胀、腹泻、上腹疼痛等症状。轻度缺氧可使神经系统兴奋性增高,反射增强,若海拔继续升高,则会出现抑郁症状。

16 高原环境作业人员应该怎样安排饮食?

初到高原的工作人员应该少食多餐,特别是晚餐不宜过饱,食物要容易消化并且营养丰富。一般情况下,从事同等强度的劳动,在高原适应5天后的作业人员,比在海平面上的能量需要量高3%~5%,9天后将增加到17%~35%;重体力劳动时增加更多。长期在高原工作的人，每天能量的供给不应少于4000千卡。

在高原地区，应保证充足的能量摄入，特别是碳水化合物的摄入量，对维持体力非常重要。有人建议，碳水化合物占供给量的比例可提高到65%～75%。应供给优质蛋白质，包括动物蛋白质和植物蛋白质，以增强抗病能力。高原合理膳食的组成应是：蛋白质、脂肪、碳水化合物分别占总能量的15%、25%、60%左右。在6200m海拔高度以上，膳食中应含有80%碳水化合物、10%蛋白质和100g脂肪，以便提高机体耐受低氧的能力。

为加速对高原环境的适应，要适量供给新鲜蔬菜和水果，以补充维生素。从事体力劳动时，维生素A、维生素C、维生素B_1、维生素B_2和烟酸应按正常供给量的5倍给予。

另外，高原工作者应禁酒，因为酒会使代谢旺盛，增加氧耗量，而且酒后易患感冒。

17 什么饮食可减少低照度作业对健康的危害？

低照度作业有矿井工作人员、煤矿采矿人员、隧道修建人员等。在夜间、低光照等低照度作业条件下，这种工作人员容易发生暗适应功能和夜间视力降低的问题。此类作业人员应注意合理膳食，重视维生素A、蛋白质和锌的摄入。

夜盲症是维生素A缺乏时最早的症状，摄取足够维生素A后即可恢复。经常食用含维生素A丰富的食品如肝、蛋类，每周1～2次。每天吃500g左右的蔬菜，选择有色蔬菜较好，如果蔬菜供应困难可吃野菜，大部分野菜中胡萝卜素含量较高。

保证蛋白质供给：避免单纯吃猪肉类，要调剂地吃一些鸡、鸭、兔及鱼肉（含蛋白质较高）。常吃肝、肾、蛋类还可以提高核黄素摄取量。

动物性食品含锌、牛磺酸较丰富，故应提高动物性食品供应量。硒的含量以海产食物最丰富，还可同时服用营养素补充剂。

总之，从事低照度作业人员每天要保证摄入维生素A 15000μg 视黄醇当量、锌60mg、硒60mg、牛磺酸60mg。

18 高空飞行会带来什么营养问题？

从事高空飞行的工作人员在飞行时，要求反应精确和迅速，因此他们经常处于紧张状态，可致飞行员的能量消耗增高，振动也可使能量代谢增高。在飞行活动中还常有环境温度急剧变化，对飞行员的能量代谢也有一定影响。

缺氧对蛋白质代谢在量的方面影响不大，但某些氨基酸代谢过程可发生明显障碍。缺氧时，可使体内脂肪的正常代谢过程受到一定破坏。在飞行活动中，糖的正常代谢没有明显变化，但缺氧时糖的消耗量增加，表现在心、肝、脑中糖原含量降低。低血糖对飞行员有害。

飞行负荷可引起体内维生素代谢的改变，酶的活力也发生变化。补充一定量维生素，能加强组织呼吸能力和对氧的利用率，改善机体生理功能和提高飞行耐力。

飞行对矿物质代谢无重大影响，但长时间停留在高山或作高空飞行时，血及尿中的矿物质成分仍有某些改变，表现为血钾含量增高，血、尿钠含量减少。在严重缺氧情况下血钙显著增加。磷在缺氧和精神紧张情况下消耗量增加。

⑲ 飞行员要怎样安排饮食？

注意食物选择，预防高空胃肠胀气

飞行员的膳食必须选择含膳食纤维少的食物，防止在胃肠内形成过多的气体而加重胀气；烹调多用蒸煮、少用煎炸方法，尽可能避免在肠道内产生气体；还要注意吃饭不要太快，应细嚼慢咽，防止吞入过多的气体。

贯彻合理的饮食制度

把全天的食物按一定的次数、一定的时间间隔、一定的数量和质量分配到各餐。合理安排饮食，食物才能得到充分消化和吸收。每天安排3~4餐较为合理。

重视进餐时间及各餐的能量分配

进餐时间及各餐能量分配应根据季节、飞行任务而定，如在上午飞行，早餐应在起飞前1~1.5小时开饭；下午飞行，午餐应在飞行前2小时开饭；白天飞行时间超过4~5小时，机场应提供间餐，间餐食品必须量少质佳，易于消化；夜间飞行时，除调整进餐的时间外，一般应给予夜餐，但蛋白质含量不宜过高。

不同飞行条件下的营养保障

不同飞行条件一般有高空、夜间、长途和参战部队飞行等。要根据飞行特点安排膳食，如高空飞行要预防高空饮食性胀气；夜间飞行时，在膳食调配上应保证维生素A的供应；长途飞行要供应机上口粮和饮料等，以维持体力和精力。

不同季节飞行的营养保障

根据气候特点做好营养供应工作。

20 航天工作对人体有哪些影响?

航天人员一般要在失重状态下工作,失重会对机体产生如下影响:

液体转移

进入失重环境后,因缺乏重力将体液拉向下肢,约1天左右,体液向上体和头部转移,造成颜面部肿胀及增加体液的排出,进而可导致心血管功能失调。

空间运动病

空间运动病属于航天适应综合征的范畴。症状有恶心、呕吐、食欲下降、头疼、不适、嗜睡、萎靡不振、苍白和虚汗。厌食是一个明显信号。空间运动病的发病率虽然很高,但通常在2～48小时内缓解,对较长期飞行的航天员的营养和能量摄入影响不大。但对短期飞行的航天员则是一个问题。剧烈的恶心和呕吐不仅使航天员不能正常进食,而且还可能导致航天员体内发生水和电解质平衡紊乱。一些有经验的航天员在发射前有意不进食或少进食,就是为了减轻症状。

肌肉萎缩

在航天失重环境中,抗重力肌感知不到力,肌肉失去张力,少至5天就会发生明显的功能下降。延长飞行则发生肌肉萎缩,肌肉强度降低,做功能力下降,控制精细运动的能力减弱。

骨质丢失

骨质丢失是最严重的健康问题之一。在失重环境中,骨密度下降,骨质丢失造成骨质疏松,使骨强度下降,增加了航天员返回地面后发生骨折的危险。

肾结石

失重时会增加肾结石形成的危险。飞行中患肾结石将影响任务完成。

体重减轻

绝大多数航天员都发生体重减轻的现象,当能量摄入减少或能量消耗增加时,体重下降;反之,体重可保持不变甚至增加。体重减轻的人,轻者影响航天员返回地面后的再适应过程,重者可对航天员的身体造成永久性损伤。

航天贫血

航天员可能发生体位性低血压和航天贫血。

肠道微生态紊乱

失重条件下,胃肠道的功能会发生紊乱,影响机体营养素的需要量和机体的营养状态。

㉑ 航天人员需要什么特殊饮食?

建议航天人员的膳食作如下安排:

能量

一般来说,飞行时间延长,能量消耗和能量摄入量逐渐增加。在制定航天员膳食营养素供给量时应考虑这一因素。

蛋白质

蛋白质供能占总能量的15%时,表明蛋白质的摄入是适宜的。高蛋白质摄入可以减慢肌肉丢失,但增加钙的丢失,故不提倡供给航天员高蛋白质膳食。

脂肪

膳食脂肪推荐供能量以占总能量的30%为宜。其中多不饱和脂肪酸、单不饱和脂肪酸、饱和脂肪酸的比例以1:(1.5~2):1为宜。但是长期高脂膳食会导致健康问题,如心血管疾病、高血压等。

碳水化合物

容易消化吸收,代谢耗氧量少,很适合航天应用。膳食中碳水化合物摄入量应占总能量的50%左右。

水

在太空中,人体对水的需要量受舱内微气候、重力环境、体力活动、饮食和生理功能等相关因素的影响。失重初期补充水盐对机体有害无益。

矿物质

由于飞行初期就会发生骨钙丢失、肌肉萎缩、红细胞质量减低等现象,尿中钙、磷、钾的排出量增加,粪钙排出增加。建议每天膳食中钙摄入量低于800mg的航天员应服用钙剂。

在返回地面前,再补充适当的含盐饮料,缩短机体对地面重力环境的再适应过程。通常服用1L等张生理盐水,或口服8g食盐片和1L水。

航天食品应当提供推荐摄入量水平的锌、硒和碘,以及安全和适宜水平的铜、锰、氟和铁。因为航天飞行时血清铁蛋白浓度升高,故禁止补铁,铁的最高摄入水平应保持在男性10mg/d。

维生素

凡是执行较长期飞行任务的航天员都应该摄入推荐量水平的维生素。如果条件允许，应尽可能多地为航天员提供新鲜水果和蔬菜。

㉒ 航海对人体有哪些影响？

舰船在航行时，由于受风浪作用发生复杂而不规则的运动使船体摇摆，对机体可产生刺激。主要使船员的平衡器官受到刺激后引起一系列自主神经反应的症状，严重者可发生"运动症"，可出现恶心、食欲不振等，严重时出现面色苍白、冷汗、呕吐，呕吐剧烈者还会出现水盐代谢障碍及低血糖。

舰船舱室较强的噪声可致听觉器官受损伤，引起暂时或永久性耳聋，噪声还使睡眠与休息受到干扰，使注意力分散并使人感到烦恼，还可使食欲受到影响。

某些不均衡周期力所引起的低频振动会使人嗜睡，高频震动则有兴奋的作用，还可对全身或局部肌肉引起反射性紧张反应，心率、呼吸频率、肺通气量及氧耗量增加。

密闭航行时，舱室没有新鲜的空气，加上人体代谢、设备运转以及食物烹调又不断产生各种气体成分，据统计，密闭航行中约有100多种成分污染空气，长期作用会对人体代谢产生影响。

核动力舰艇虽然都有防护设备，但是船员总会受到小剂量电离辐射的作用，在一些工作岗位上还可受到微波、磁场等作用，在长期作用下，都会影响到体内的营养代谢。

在现代舰船机舱、厨房等产热设备集中的舱室，舱内温度可达40～50℃，不适应的船员，就会丧失较多的水、矿物质、维生素及含氮物质。

轮船和舰艇航行时，船员的精神一直处于高度紧张状态，尤其在恶劣气候条件下及潜艇航行时，这可能出现应激状态而对营养代谢产生影响。

㉓ 航海人员需要什么特殊饮食？

航海人员需要一个特殊饮食的安排，原则是：

能量

海员在远航前和远航初期7～10日有一个生理紧张期，以后进入适应期，因食欲减退、摄入能量不足而体重降低。此时应增加能量摄入量。海员的工作属于中等劳动强度，能量的供应以平衡为度。热带、亚热带、北极和南极不同水域的海员，其能量供应有不同，一般来说，海员每天供给3000~3600kcal能量，就能满足需要。

营养素

海员在高温、高噪声的环境下工作，蛋白质的消化吸收率明显降低，要供给海员充足优质的蛋白质，每日供给蛋白质以90~120克为宜。保证我国航海人员的必需氨基酸供给，牛奶、鸡蛋等动物性食物的供给量应占一半以上；对于脂肪的摄入量应适当限制；三大营养素占总能量的比例为蛋白质12%~14%，脂肪26%~45%，碳水化合物41%~62%。

维生素

航海使多种维生素消耗量增加，应供给充足的维生素，特别在低纬度区域航行或长期航行中要增加水溶性维生素的供给量。建议维生素A750~1000μg视黄醇当量；硫胺素及核黄素供给量依供给能量计算，每供给能量4.184MJ（1000 kcal）应供给硫胺素及核黄素各0.5~0.8mg；抗坏血酸为100~150mg。长期在水下航行时，还要补给维生素D。

矿物质

供给量与普通成人一样，但在低纬度地区航行时，要注意钾、钠、钙、镁等是否能满足消耗的需要。必要时可通过饮料来补给。

24 潜水作业对人体的影响有哪些？

潜水环境中，气体中各组成气体的分压相应升高，可对人体正常生理功能产生影响。如高分压氮可引起氮麻醉、高分压氧可引起氧中毒等。另外高压气体密度加大，可使潜水员的呼吸阻力增加，并且随气压加大而增加。

潜水员要在水中工作，水温在大多数情况下低于气温，因此会丧失能量，并且为了克服水中的阻力还将消耗更多能量；水下作业需要高度集中注意力；从水下上升到水面的减压过程中，可发生不同程度的减压病，严重者可危及生命。

在高压环境中，潜水员食欲减少，原因有：

⊙ 摄取食物的品种发生变化，在饱和潜水（高压环境下停留24小时以上即为饱和潜水）时表现明显，潜水员摄入荤食减少，摄入水果、蔬菜及饮料等数量增加；

⊙ 在超过200m深度较大的潜水作业时，潜水员易发生高压神经综合征而引起厌食；

⊙ 在高压环境中特别是开始减压时，有意识地减少进食量可避免血脂增多而增加减压时的危险。

25. 潜水人员需要哪些膳食指导？

潜水员的营养需要量虽较高，但要注意使潜水员的身体脂肪及血脂控制在正常范围内，否则在减压时易发生减压病。有人提出在潜水作业前1~2天，应多吃一些食物以贮存葡萄糖，而在潜水作业当天吃清淡的食物，在潜水作业期间应给含糖的点心。在潜水前2~3小时进食，吃些含碳水化合物丰富、脂肪和蛋白质少的食物是一种安全的选择。

能量

不仅在潜水作业时，而且在潜水员训练期间就要注意供给充足的能量，以满足身体消耗的需要。使用空气潜水时，可供给能量13.39 ~ 15.06MJ（3200~3600kcal），若水温较低、劳动强度较大时，可增加能量供给量。在使用氦氧混合气进行潜水时，特别是饱和潜水时，一般都提出供给量为16.74MJ（4000kcal），水温较低时可增至18.83MJ（4500kcal）。在减压期间每日供给约12.55MJ（3000kcal）能量，并给易消化的食物，避免摄入脂肪多及产气的食物。

维生素

在高压环境中，体内消耗维生素较多，因此要供给充足的维生素，特别是B族维生素。供给量可为一般成年人供给量的150%~200%。

水

高压条件下尿量排出增加，因此要注意供给水，每天约2L。

26. 接触放射线对人体有哪些影响？

放射线是一种对人体有害的物质。从事摄影、照X光片、微机操作的人员经常接触放射线。

由于长期接触放射线物质所释放的γ射线、β射线、χ射线、α射线等各种射线，工作人员若防护措施不力，往往会对身体产生伤害。射线对身体的伤害主要是破坏蛋白质的合成，同时还可造成神经系统、内分泌系统的调节障碍，从而造成机体物质代谢、神经调节和内分泌系统的紊乱，引起头昏头痛、恶心呕吐、白细胞下降、贫血等症状。

㉗ 放射线工作人员应该采取哪些营养保障措施？

为防止射线对人体的伤害，除加强必要的保护措施外，也有必要通过合理饮食来增加机体对放射损害的抵抗能力。根据射线对人体可能造成的伤害，饮食应注意以下几点：

- 补充质优量足的蛋白质，以抵抗射线对蛋白质的破坏。含蛋白质多的食品有牛奶、瘦肉、鸡蛋、豆类、肉皮、蹄筋等，这些食物可使机体处于蛋白质营养的良好状态，及时补充蛋白质的损害，增强机体对射线的抵抗力。
- 补充富含维生素的食物，尤其是维生素B_1、B_2、A和C，可以抵抗射线对体内酶系统的破坏。同时，当射线损伤造血系统而发生贫血时，维生素B_{12}和叶酸的供给十分重要。维生素主要存在于各种新鲜蔬菜、水果、杂粮等食物中。
- 注意减少食物中的脂肪含量，并提高脂肪中不饱和脂肪酸的比例。从事放射线工作人员的膳食应以植物油为主，多吃玉米油、花生油、豆油等，适当限制动物油。同时，常吃海带、紫菜等含碘丰富的食物，以保护甲状腺功能。
- 从事放射性工作人员的食物，除主食外可多选用蛋、乳类、肝、瘦肉、大豆及制品、卷心菜、胡萝卜、柑橘等食物。绿茶有利于加快体内放射线物质的排泄。还应多吃富含碘的食物如海带、紫菜等。

㉘ 什么饮食可减少苯的危害？

苯的工业接触主要有苯的生产；用苯作化工原料如生产酚、氯苯、硝基苯、香料、药物、农药、塑料、合成纤维、合成橡胶、合成洗涤剂、合成染料等；用苯作有机溶剂如制药、制革、橡胶、有机合成、提炼脂肪、印刷、油漆等。苯对人体健康的危害不容忽视。

苯作业人员在膳食上应首先保证合理的平衡膳食，在此基础上增加优质蛋白质的摄入，富含优质蛋白质的膳食对预防苯中毒有一定作用。

苯作业人员膳食中的脂肪含量不宜过高，因为苯属于脂溶性有机溶剂，摄入脂肪过多可促进苯的吸收，进而增加苯在人体内的蓄积，这将使人体对苯的敏感性增加。

碳水化合物可以提高机体对苯的耐受性，因为碳水化合物代谢过程中可以提供重要的解毒剂，促使苯排出体外。

发生苯中毒时，苯作业人员对维生素C的需要量增加，所以维生素C的摄入量应该提高，建议每日补充维生素C 150毫克。

为了预防苯中毒所致的贫血，还要适当增加铁的供给量，并补充一定量的维生素B_6、维生素B_{12}及叶酸，这些维生素有促使白细胞回升的作用。

29 铅接触涉及哪些工种或情况？

铅的用途很广，工业上接触铅及其化合物的机会很多，是我国最常见的工业毒物之一。铅及其各种化合物都有毒性。

接触作业主要有铅矿的开采、含铅金属的冶炼、蓄电池及颜料工业的熔铅和制粉、含铅油漆的生产和使用、含铅金属的熔制、印刷业的铸铅字和铅版、电缆及铅管的制造、制药、农药以及塑料或橡胶工业中的稳定剂与促进剂等。

另外，生活接触主要有含铅管道、容器或餐具污染、含铅油漆涂的家具、玩具被儿童啃嚼、黑锡丹、樟丹等含铅药物以及受含铅二次废物污染的空气、土壤和食物等。

30 铅作业对人体有什么不良影响？

职业性铅中毒基本均为慢性中毒，早期表现为乏力、关节肌肉酸痛、胃肠道症状。随着病情进展，可表现为以下几个方面：

神经系统

主要表现为类神经症、外周神经炎，严重者出现中毒性脑病。铅对外围神经损害可表现为四肢伸肌瘫痪，产生"腕下垂"或肢端感觉障碍。铅中毒脑病在职业性中毒中极为罕见。

消化系统

表现为食欲不振、恶心、腹胀、腹泻或便秘。重者出现腹绞痛，部位常在脐周，一般止痛药不易缓解，可持续数分钟。

血液及造血系统

可有轻度贫血，多呈低色素正常细胞性贫血。可见点彩红细胞增多。

其他

口腔不卫生者，在牙龈与牙齿交界边缘上可见暗蓝色的线，即铅线；部分患者可出现肾脏损害，可见蛋白尿和管型尿。

31. 什么饮食可减少铅的危害?

为了减低铅对人体的危害,需要从饮食上补充:

多摄入蛋白质

蛋白质营养不良会降低血浆蛋白、血红蛋白和排铅能力,增加铅在体内的潴留,增加铅毒的敏感性,容易出现体重减轻等一系列毒性症状。铅接触者应多摄入一些含硫氨基酸多的优质蛋白质。

限制脂肪摄入量

高脂肪膳食可促进铅在小肠的吸收,故应限制脂肪的摄入量。

碳水化合物

果胶和膳食纤维能降低铅在肠道的吸收。故可多食含果胶和纤维素的水果。

补充矿物质

膳食缺铁时铅的吸收增加,铁营养状况良好而接触铅时,可减轻贫血的程度和生长抑制的作用;锌可减轻铅的毒性;铜缺乏时可加重铅中毒,增加铅在肾、肝中的蓄积,加重贫血。建议补充铁、锌、铜、磷,但是膳食宜少钙,多吃些谷类、鲜豆类、蛋类及肉松、猪肝、猪肺、鱼和水果等。

补充维生素

铅的代谢、解毒过程中需要消耗维生素C,摄入维生素C有利于排铅。维生素B_1、维生素B_6和维生素B_{12}有保护神经系统的作用。维生素B_1可促进食欲和改善胃肠蠕动。铅中毒时,对维生素B_2的需要量亦增加。

总之,铅接触者饮食中应含有质优量足的蛋白质,要有一定量的动物蛋白质,足量的维生素A,约150mg的维生素C和足够的B族维生素。多食蔬菜、水果、豆类,少饮酒,尤其不要用锡壶盛酒。

32. 什么原因会导致儿童铅中毒?

在我国,造成儿童铅中毒严峻现状的原因有很多,大致有以下几个方面:

工业污染

引起环境铅污染的主要工业行业有蓄电池制造业、金属冶炼业、印刷业、造船及拆船业、机械制造业等。

含铅汽油的废气污染

传统汽油生产工艺中以四乙基铅作为防爆剂，这种汽油燃烧后从尾气中排出。含铅汽油与儿童铅中毒的关系已明确。

铅作业工人对家庭环境的污染

铅作业工人极易将工作场所的铅尘带到家中，污染家庭环境。这样的工人应有防护意识。

学习用品和玩具

目前，国内市场上供应的儿童学习用品和用具表面多数涂有油漆，而油漆中含有一定量的铅。

食品

有的爆米花含有较多量的铅。皮蛋的传统制作工艺以氧化铅作为食品添加剂，因此含有较高的铅。

燃煤

煤及煤制品仍然是家庭用的主要燃料，尤其在严寒的北方和产煤地区尤为普遍，因此会造成铅污染。

33 怎样通过膳食预防儿童铅中毒？

要预防儿童铅中毒，除了使儿童远离或者脱离铅污染源外，还可以进行营养干预。在膳食调配时应注意：

补充蛋白质

可避免营养不良，避免易感性。

补充维生素

适量补充维生素C，可补足铅造成的维生素C耗损，减缓铅中毒症状；直接或间接参与解毒过程，促进铅的排出。维生素C还可降低铅的吸收。适量补充维生素E可以抵抗铅引起的过氧化作用；补充维生素D则可通过对钙、磷的调节来影响铅的吸收和沉积；补充维生素B_1、B_2、B_6、B_{12}和叶酸等对于改善症状、促进生理功能的恢复也有一定的效果。

补充矿物质

铁、锌、钙等元素缺乏时机体对铅毒性作用的易感性增强，要补足铁、钙、锌等矿物质。

吃驱铅食物

牛奶中的蛋白质、钙可排铅或阻止铅的吸收；茶叶、海带、水果蔬菜有助于排铅；大蒜和洋葱头可解铅毒；沙棘和猕猴桃可阻止铅的吸收、降低铅毒性。

34. 汞作业对人体有什么不良影响？

金属汞的化合物毒性较大，可经呼吸道、消化道和皮肤进入人体，与人体内的蛋白质结合，引起蛋白质变性而损害人的健康。汞作业类一般包括从事气压表、油量计、温度计、整流器、石英灯、荧光灯等生产的工种，还有造漆、树脂、塑料、橡胶、制革等工种。

职业汞中毒主要通过呼吸道吸入汞蒸气或化合物气溶胶，进食汞污染的食物或饮水也可引起中毒。汞进入血液后，与血清蛋白及血红蛋白结合，蓄积在肾、肝、心、脑中，引起这些脏器的病变。汞与蛋白质的巯基具有特殊的亲和力，可使含巯基的酶失去活性，引起生理功能紊乱。

汞中毒的早期症状为口腔炎、记忆力减退、情绪不稳定、多梦、多汗、流口水、消化不良以及心跳不安等，可以表现为神经衰弱综合征如头痛、头晕、乏力、健忘、睡眠障碍等，血液白细胞、血小板总数减少。慢性汞中毒可引起蛋白尿，使机体不断丧失蛋白质。若不注意劳动防护，很容易造成职业性汞中毒，对人的中枢神经系统、血液系统及肝脏产生一定的损害，并有潜在的致癌性。

35. 什么饮食能帮助汞作业人员减低汞的危害？

慢性汞中毒可引起蛋白尿，使机体不断丧失蛋白质，加上肝脏、肾脏受到的损害也需要充足的优质蛋白质提供修补、再生；因此膳食中应有足够的动物性食品和豆制品，以减轻中毒症状。微量元素硒与维生素E对汞中毒均有明显的防护作用，可减轻中毒症状，使汞不能到达靶细胞产生毒性作用。维生素E除了能防止汞对神经系统的损害外，还能提高硒的营养效应。含果胶较多的胡萝卜也能使汞加速排出，减轻中毒症状。

在调配日常膳食时，应选择含硒较高的海产品、肉类、肝脏及含维生素E较多的绿色蔬菜、奶、蛋、鱼、花生与芝麻等。

36 砷作业对人体有什么不良影响?

常见的砷作业包括：熔炼含砷矿石、制造砷酸铅农药、用砒霜杀虫灭鼠、接触医用雄黄、皮毛工业中用含砷的防腐剂消毒等。

元素砷的毒性很低，而砷的化合物均有毒性，三价砷化合物比五价砷化合物毒性高。溶解度小的雄黄、雌黄等砷的硫化物毒性低，而砷的氧化物和盐类绝大部分属高毒类。急性中毒主要为误服三氧化二砷（砒霜）及其他可溶性化合物所致。职业中毒少见。某些无机砷化合物可引起人体皮肤癌和肺癌。

口服砷中毒的症状出现时间、严重程度与误服砷化合物的品种及剂量有关：

急性胃肠炎

误服后最快数分钟即可出现恶心、呕吐、腹痛，继之腹泻、大便呈米汤样，有时混有血，严重者常导致脱水、电解质紊乱、酸中毒、休克。

休克

常在中毒后24小时内发生，病人烦躁不安、血压下降、心音低钝、脉细速、四肢厥冷出汗。

中毒性肾病

少尿、无尿、蛋白尿和氮质血症。

中毒性肝病

可有肝大、黄疸和肝功能异常。

中毒性心肌损害

有心慌气短、心音低钝、心率增快或不齐，极少数可在数小时内突然死于急性心肌损害。

中枢神经系统损害

轻者头痛、头昏，严重者发生急性中毒性脑病，表现为兴奋、躁动、谵妄、抽搐和昏迷。

周围神经病

在中毒后1~3周，上述临床表现大多缓解时，可出现以感觉障碍为主的周围神经病，恢复缓慢。

其他

手足掌皮肤常有过度角化及脱屑；急性中毒1~2个月后，指、趾甲上可出现1~2mm宽的白色横纹（Mees纹）。

职业中毒

偶因设备事故或违章操作，吸入大量含砷化合物粉尘或蒸气而中毒。主要表现为流泪、流涕、咳嗽、咳痰、胸痛、呼吸困难等上呼吸道症状以及头痛、头晕、乏力等神经系统症状，也可伴有恶心、呕吐、腹痛、腹泻，个别严重者出现昏迷。

37 什么饮食可减少砷的危害？

为了减低砷对身体的危害，砷作业人员膳食中需要遵循的要点是：

蛋白质要充足

否则会引起酶活性下降，从而解毒能力降低，使含砷化合物毒性增加。补充含蛋氨酸的食物可以使毒性降低，如芝麻、葵花子、酵母、乳制品、叶类蔬菜。

补充富含维生素C、B族维生素、叶酸的食物

如动物内脏、菠菜、马铃薯、豆类、坚果等，对含砷化合物的毒性有良好的防治效果。

38 农药作业人员在饮食上应注意什么？

常用的农药为有机磷和有机氯，人在从事农药（特别是有机磷）的生产、包装、搬运、配药、喷洒和播种等各个环节都可因接触到农药而引起中毒。农药可通过呼吸道、消化道和皮肤侵入体内，在体内蓄积引起一系列急、慢性中毒症状，损害神经系统和肝、肾等实质性脏器，出现倦怠、食欲不振、头痛及震颤等全身症状。

蛋白质对农药毒性有明显的作用，如果蛋白质供给不足，可加重农药的毒性。因此，膳食中应该增加优质蛋白质的供给，补充含蛋氨酸的食物可以使毒性降低，如芝麻、葵花子、酵母、乳制品、叶类蔬菜。

碳水化合物对农药起到一定的解毒作用。

体内的脂肪组织可蓄积一定量的农药，缓解中毒症状的出现，但并不能降低农药对机体的损伤作用。

维生素与农药毒性有关，维生素C能提高肝脏的解毒能力；此外维生素B_1、维生素B_2、烟酸、蛋氨酸和叶酸对预防或减轻农药的毒性也有一定作用。所以应该吃一些动物内脏、菠菜、马铃薯、豆类、坚果等食物。

39 哪些天然食物有解毒作用?

绿豆

对重金属、农药中毒以及其他各种食物中毒均有防治作用,加速有毒物质在体内的代谢转化及向外排泄,绿豆汤是最好的解毒水剂。经常接触铅、砷、镉、化肥、农药等有害物质者,在日常饮食中尤其应多吃些绿豆汤、绿豆粥、绿豆芽。

猪血

猪血中的血浆蛋白被人体内的胃酸分解后,能产生一种解毒、清肠的分解物,这种物质能与侵入人体内的粉尘、有害金属微粒发生化学反应,然后从消化道排出体外。

海带

海带中的褐藻酸能减慢放射性元素锶在肠道的吸收,并能排出体外,因而海带有预防白血病的作用,对进入体内的镉也有排泄作用。

茶叶

茶叶具有加快体内有毒物质排泄的作用,这与其所含茶多酚、多糖和维生素C的综合作用分不开。

无花果

富含有机酸和多种酶,具有清热润肠、助消化、保肝解毒的功效。无花果对二氧化硫、三氧化硫、氯化氢及苯等有毒物质有一定的抗御能力。

胡萝卜

也是有效的解毒食物,含有的大量果胶可与汞结合,能有效地降低血液中汞离子的浓度。

第五篇　特殊时候美食　特别当心时刻

节假日饮食

① 节假日怎样采购食品？

双休日和节日让我们在繁忙的工作之余备感轻松和愉快，采购食物是很重要的事。往往在这个时候食品商场或超市就会推出丰富多彩的促销活动，当人们往冰箱塞满各种各样食物的同时，也可能埋下健康隐患。如何在节假日选购食物，还有很多科学可讲呢。

注意食品促销的方式，不可乱买一通

促销活动中的打折食品毕竟少数，且数量有限或者限时抢购。捆绑销售是食品促销的常用方式，例如将火腿肠绑上饼干卖、将牛奶与饮料搭配卖等，有时搭配的商品可能是即将过保质期的，居民买回去就会坏了。

选购食品种类讲计划，考虑食物搭配

购买时要想到家里需要什么食物，还要做到合理搭配，保证平衡膳食。粗粮、细粮要搭配，蔬菜水果可多吃，肉类食品宜适量，乳类、豆类、蛋类食品也要有，盐、油、酒要限量，零食和饮料要适量。

选购安全卫生的食品

选择正规厂家的食品，食品包装标示清楚食品名称、配料清单、净含量、制造厂家和地址、生产日期（包装日期）、保质期、产品标准号等。观察食品外观，不能购买那些出现异味、颜色变化或包装破损、鼓包的食品。尽量选择完整的食品，例如当瓜果出现坏斑时，有些商家会把坏处削掉，再覆盖保鲜膜售卖。买食品要考虑到家里的储放能力和食品储存期限，以免无法及时吃掉而腐败变质。

② 怎样设计家宴营养菜肴？

逢年过节少不了亲朋好友要聚在一起，作为主人一定会准备丰盛的家宴来款待宾客。菜肴的色、香、味很重要，食品的营养和多样性更重要。怎样设计丰盛而富有营养的菜肴呢？

树立平衡膳食、合理营养的健康饮食观念

一定好好学习新版膳食指南,健康饮食要体现在家宴的设计中,餐桌上的食物要多样化,肉类、海产品、蔬菜、豆类及其制品要搭配,席间饮料和酒要适量,一餐之内要吃主食,饭后可吃些水果、酸奶。

菜肴的制作要重原味、少调味

菜肴尽量少油炸,加工不要过度,以免破坏原有的营养价值。菜品、汤品都不要太咸、太甜或者太油腻。

菜量适宜保健康

在准备家宴时,菜肴的种类可适量增加,但是每一道菜的量要少一些。

多准备以蔬菜水果为原料的菜品

有人认为过节吃大鱼大肉才有气派,其实适量最好,富含膳食纤维的蔬菜和水果才应该多吃。用蔬菜、水果加工的菜肴,清爽可口而且富有营养。

③ 节假日为什么要吃新鲜食品?

过节时,丰盛的饮食是喜庆的象征,因为怕麻烦,有的人一次做很多好吃的,或者买回食物半成品,往冰箱一放,就可以用微波炉慢慢热着吃了。殊不知,这样的习惯对健康会造成潜在的危害。因为储存不当,食物不新鲜或变质以后,不仅营养成分损失多,而且会产生毒素和细菌,人吃了便可能致病。

例如鱼蟹贝类食物尽可能吃活的,不要吃死的、隔夜的或放置较久的;不可多吃腌制的腊肉、腊鱼、火腿、咸菜等;腌制品的营养不如新鲜食品,并且含有很多色素和防腐剂,这些物质有的对人无害,有的却有害,建议少吃;肉类食品的保鲜可采取冰冻法,但是保存时间也不宜过长;蔬菜、水果尽量买新鲜的,现吃现买,冰箱冷藏保存不要超过2天;奶类、豆制品也要吃新鲜,否则会引起肠道疾病。

④ 节假日饮食为什么要荤素搭配?

朋友聚会家人团圆,"吃"是必备节目。在节日餐的菜单中,鸡、鸭、鱼、肉、蟹、虾等往往是"主打菜";而对于蔬菜,人们觉得招待宾客不够"档次",常常受到冷落。

节日荤素搭配才可以提升菜肴的档次,而且能够促进食欲、增进健康。荤素食物在营养成分上具有互补性:荤食中没有的淀粉、膳食纤维、果胶在素菜中有;荤食中没有维生素C,而素食中没有维生素A;素菜中没有的维生素B_{12}在动物肝脏中有;动物蛋白质的营养价值优于植物蛋白质。可见,荤素搭配食用,可提高生物学利用价值。另外,荤菜以动物脂肪为主,吃过多会增加脂肪摄入,不利于健康。

因此,"荤"菜在节日期间要低调一些,和素菜搭配才符合人体的实际所需。在节日大餐中,至少应准备下面几类素食:

绿叶蔬菜

油菜、菠菜、芹菜、韭菜、芥菜、生菜、白菜等,可去油腻。

块茎瓜果

西红柿、南瓜、黄瓜、萝卜、土豆以及各种水果等,可提供不同于肉类的美味。

豆类食品

黄豆、豌豆、蚕豆、豆芽、豆制品等含有丰富的植物蛋白质,有益于健康。

⑤ 节假日饮食为什么要定时、定量?

逢年过节,老百姓平常的作息时间就会发生改变,饮食习惯也会发生变化,多一顿少一顿,甚至暴饮暴食的很多。为了身体健康,吃饭一定要定时、定量。

胃肠活动由人体内植物性神经管理,胃对食物的接纳、消化和排空有其自身的生物节律。混合性食物在胃中停留的时间一般约为4~5小时。人吃过饭后,胃开始蠕动并分泌胃液,当胃内食物全部消化后就开始饥饿性收缩,提醒人们该进食了,这就是人在白天最好每隔4~5小时就要进食的道理。

节假日要注意进食时间,保持良好的饮食规律,过于饥饿或暴饮暴食都有可能导致消化吸收功能紊乱,建议最好掌握在七八成饱为宜。暴饮暴食可超出消化能力,破坏胃、肠、胰、胆等消化器官的正常功能,严重的还可能造成急性胃肠炎、急性胃扩张、急性胰腺炎、诱发心脏病等。

⑥ 节假日主食为什么要吃些杂粮?

现在,人们吃的主食越来越精细,节假日为了款待亲朋好友或者"改善伙食",人们在主食上"精雕细刻"、"精益求精",充分体现主人家的好客热情或者体现日常生活的富足。

节假日的主食中多搭配一些未经精细加工的杂粮、粗粮是符合营养学要求的,是人们获得维生素B_1、矿物质和膳食纤维最方便、最重要的来源。建议节假日吃一些燕麦、大麦、荞麦、粟米、玉米、高粱米、红豆、芸豆、绿豆等粗杂粮,这是对节日饮食与健康的很好调剂和补充,有助于通肠化气、清理废物,促进食物残渣尽早排出体外。

⑦ 节假日里怎么吃零食?

零食是指正餐之外人们所吃的少量食品。在节假日,人们的饮食往往过剩,因此尽量不要在茶余饭后吃过多零食。

节假日吃过多的零食会增加体重超重和肠胃不适,影响身体健康。如油炸薯条、薯片等食品会增加能量摄入;冰淇淋等食品含有较高糖分,并可引起腹痛、腹泻和食欲不振等;多吃糖果、多喝各种甜饮料容易发生龋齿等。上述零食除了提供能量外并无其他营养,多吃不利于人们的身体健康。

节假日完全杜绝吃零食也是不现实的,因此建议把一些有营养的食品当作零食,而且吃零食一定要少量,并且不要太靠近正餐的时间,在正餐前吃大量零食肯定会影响食欲,这对儿童青少年的生长发育不利。节假日想吃零食的时候,可选择谷类、水果、牛奶等营养丰富的食物(例如小麦饼干、水果、牛奶或酸奶等)。

⑧ 节假日的饮料为什么不可尽情喝?

人们在节假日享受美食或是娱乐的时候总是喜欢喝一些饮料,饮料成为节假日不可缺少的食品。

碳酸饮料即常见的汽水,其口味多样,但里面的主要成分是二氧化碳,一下喝太多,释放出的二氧化碳很容易引起腹胀,影响食欲,甚至造成肠胃功能紊乱。碳酸饮料的甜香味来自甜味剂和糖。大量的糖分有损牙齿健康,临床检查发现,有些常喝汽水的孩子牙齿有色素沉着,有的牙齿表面成了褐黑色。这是牙齿过多受到酸性氧化物刺激的结果。另外,饮料中过多的糖分会提供大量能量,经常喝很多还会给肾脏带来负担。患有糖尿病的人,尽量不要饮用。 碳酸饮料长期大量饮用会威胁骨骼的健康,资料显示,经常大量喝碳酸饮料的青少年发生骨折的危险增加3倍。

在节假日,也许有人会选择无糖型的碳酸饮料,但这些饮料的酸性仍然很强,同样可能导致牙齿腐损。建议节假日饮料要适量喝。

⑨ 节假日里为什么要节制烟酒?

俗话说,无酒不成席。节假日里,人们少不了要出席宴请或者招待宾客,烟酒常常是餐桌上不可缺少的东西。节假日聚餐时边抽烟、边喝酒不是派头,而是有害健康的坏习惯。

烟草对身体健康只有危害,没有益处。烟碱的慢性中毒对人的神经系统、心血管系统、消化系统等均有严重的损害。酒精只能提供能量,过量饮酒可损害中枢神经系统、肝脏。慢性酒精中毒可导致多发性神经炎、心肌病变、脑病变、胰腺炎、胃炎等,还可使高血压病的发病率升高。而对于那些烟酒不分家的人,健康损害更严重。

会加重酗酒程度

香烟中的尼古丁可明显地降低血液中的酒精浓度,因此平均来说,抽烟者比不抽烟者饮酒量更大,进而对大脑产生更多毒害。

容易诱发食管癌

对心血管和肝脏损害加倍

烟酒"双管齐下"产生的是一种协同效应,两害相加不仅使致癌风险增加,特别是对肝脏和心血管的伤害不容忽视。

因此,"戒烟限酒"是健康的基石,在节假日里一定要更注意。

⑩ 节假日怎样吃"油"?

在日常饮食中,"油"有两种形式存在:一种是"看得见"的油,如烹调用的油;另一种是"看不见"的油,如花生、瓜子、动物食品中的油。

节假日正是这两种油集中火力、长驱直入的时机,其结果往往导致3~5天吃的油量顶得上平时半个月的量,无形中多摄入很多能量和脂肪,时间长了会有损健康。节日饮食制作尽量少用油炸、油煎、红烧或炖,多用水煮、凉拌、烤或清蒸,这样不但可以降低能量摄入,而且还可以减少食物的油腻感和重口味。

不要忽视那些"看不见"的油。有很多人伴随着精彩的电视节目,整晚充分享受花生、瓜子、核桃、开心果、腰果、大杏仁等坚果带来的乐趣。他们却不知道，半两花生米榨出的油相当于一汤匙烹调油量(约10克)，这在不知不觉中"一勺勺喝入"的"油"足以在某种程度上改变体重、血脂、血糖。因此适量吃是很重要的，每天只吃一小把足矣。

节假日期间，糕点类、奶油类食物吃的一般较多，这些食物中因为使用氢化植物油而含有反式脂肪酸，研究表明，过多摄入反式脂肪酸会对人体造成不利影响。

总结一下，节假日少吃"油"的秘诀就是：每日烹调用植物油不超过30克、不吃或少吃油炸食物、不吃或少吃肥腻食物和动物内脏、适量吃坚果类食物、适量吃糕点奶油类食物、烹饪可选用橄榄油或茶油等。

⑪ 节假日为什么要多运动？

节假日里，人们的日常活动被打乱，常常是娱乐到深夜，早晨睡懒觉，没有时间运动。其实，节假日身体不该放假，依然需要规律的运动，坚持规律的运动可以：

增加心肺功能

以长期的眼光来看，可以减少心脑血管疾病的危险性；

是缓解营养过剩、控制体重最有效的方式

节假日吃得太多太好，容易导致营养过剩，消耗这些过多摄入的能量、蛋白质、脂肪的最好办法就是坚持规律的运动；

调节松弛的肌肤，并减低脂肪含量，使你拥有健康的感觉

有助于消除精神的紧张与压力

经常娱乐会很疲倦，不运动就会带来节日综合征，假期过后上班时也不易缓解，进而影响正常工作。

在节假日把运动作为一种休闲方式，这也是放松自己的机会，这样在情绪或身体方面都可以获得益处。

⑫ 为什么节假日不要贪吃生猛海鲜？

在节假日的众多菜肴中，生猛海鲜往往是许多人餐桌上的"最爱"。海鲜营养丰富，但过多食用也会给身体带来不必要的负担，甚至是伤害。

⊙ 不能忽视生猛海鲜中可能携带的病原微生物和有毒物质：海鲜容易受一些病原微生物的

污染，当人们食用时，为了追求"鲜"味，加热一般都不充分，甚至未经加热就生吃，导致胃肠道疾病的发生。水产品中如果存在有毒化学物质，人们长期食用可能造成长期的慢性中毒。

⊙ 某些生猛海鲜中含有较高的胆固醇：海鲜鱼类的头部，海蟹的卵黄等味道鲜美，但是胆固醇含量很高，可增高血脂，是高血压、心脏病等慢性疾病的危险因素。

⊙ 生猛海鲜的保存加工不当会引起中毒：海鲜富含蛋白质，一旦保存条件不好或者时间较长，各种微生物就大量繁殖，微生物在分解蛋白质的同时还会释放对人体有害的物质，降低营养价值甚至导致食物中毒。海产品在水发过程中，有的商贩为了追求经济利益，采用含有甲醛的水来加工处理，甲醛会导致中毒、腹痛等不适症状。

⊙ 生猛海鲜中的异性蛋白质是最常见的食源性致敏原，有的人食用后会过敏，所以患有哮喘等过敏性疾病的患者最好不食用海鲜。

⊙ 生猛海鲜中含有的嘌呤类物质也会增加中老年人痛风的发病率，尽量少吃。

在外就餐

⑬ 在外就餐的食物有哪些特点？

餐馆酒楼的宴席很是丰盛美味，但是最大的缺点就是营养不均衡，总体来看有如下特点：

营养破坏较大

餐馆的制作方式对食物营养破坏较大，各类食物之间的搭配不均衡，往往是鱼肉海鲜多、菜和水果少。

用油多

烹调时放油远多于家庭烹调；而且菜肴大部分经过"过油"程序，油脂经过多次加热，产生有毒致衰老物质，对胃的刺激也很大。

口味重

餐馆的食物调味过重，加盐、味精、酱油等调味品较多。偶尔品尝，会觉得非常好吃，如果经常吃就会产生味觉疲劳，造成食欲下降。

不吃主食

因为菜量多、油腻多，往往吃到最后就吃不下主食了。

饮料、酒饮得较多

在餐馆就餐一般都是要互相敬酒或者以饮料代酒的，闲聊之间就会喝多。

一般会感觉很饱

因为菜肴很多，一道菜吃一点都可能会超过平时的饭量，遇到好吃的菜更要多吃几口，因此在餐馆吃饭通常都会感觉"撑得慌"，如果达到这样的状态还不能及时运动消耗，长此以往就会有超重和肥胖的危险了。

⑭ 在外就餐如何点菜?

节假日里,很多人把"出去吃"作为款待宾朋的重要内容,到了餐馆,通常会说"喜欢吃什么就点什么";还有一些人则为了有面子,还特意多点几个高价菜。出于健康的考虑,在外就餐更应注意菜品的多样化和膳食平衡,下面就提几个在餐馆点菜的建议:

荤素搭配

海鲜、畜肉、禽肉、豆类及其制品、蔬菜及水果应全面考虑,肉类不宜太多。

软硬搭配

照顾老人和小孩的肠胃,软硬搭配。

避免油炸

油炸食品虽然吃起来很香,但是经过多道高温油炸的制作工序以后,食品的营养价值已经没有多少了;油炸食品中的丙烯酰胺对身体也有害。

口味清淡

点菜时要注意酸、甜、苦、辣、咸各种风味的搭配,但尽量要清淡少盐、少糖为好。

喝健康饮品

尽量少饮酒,不饮酒的话可以点一些健康饮品如现榨的水果汁、蔬菜汁等。要注意"乳酸饮料"或"酸奶饮料"不是奶制品,"果汁饮料"也不是纯果汁,而碳酸饮料会影响食欲,这些饮料不宜多饮。

照顾病人的禁忌

如果就餐对象中有病人,如患有高脂血症、糖尿病、肿瘤等疾病时,应注意点一些低脂、低(无)糖、高膳食纤维的菜。

菜量适宜,多了浪费

不要摆排场、讲面子点大量的菜,要做到适可而止、不要浪费。

另外,不提倡经常在外就餐,如果必须在餐馆吃,一天之内1次即可,且每次的点菜量要予以限制。

⑮ 在外就餐如何合理搭配食物?

在外就餐时,合理搭配食物也是有窍门的,下面从以下几个方面提出建议:

主食不要最后吃

先吃主食不仅能保护胃肠，还能减少因为蛋白质和脂肪大量分解产生有害废物的危险；先吃主食还可以相对减少吃荤菜的量。主食可以选择米饭、杂粮粥、小汤圆等等，少吃油炸主食。

少吃煎炸菜肴

点菜时可以要求点一些不需要加入油的菜，如凉拌、清蒸、清炖菜等。

多吃蔬菜和豆制品

在餐桌上，尽量多吃绿色蔬菜或者荤菜中的胡萝卜、木耳、油菜等。豆制品也要有，不要只吃肉类菜肴。

少吃咸味重的菜

少吃酱卤、红烧类的菜，这样的菜一般含有很多盐、糖、酱油等调味品。

选择健康饮品

酸奶、豆浆、纯果汁作为辅餐饮料不但好喝而且有益健康。

多吃水果

饭后水果可以去油腻，最关键的是能提供有益营养素和膳食纤维。

七八分饱就停止

因为在外就餐，一般时间很长，聊天时不经意就会饮食过量，所以管住自己的嘴巴，不要等到撑得不行了才停下来。

16 在外就餐要注意哪些卫生问题？

注意餐具卫生是关键

不少人习惯在小吃摊、餐馆吃饭，饭前习惯用水洗碗、筷、勺等餐具，即使是用开水烫，也不能保证杀死肝炎病毒和耐热的细菌。用餐最好选择比较卫生的小吃摊或餐馆，使用经过严格消毒的餐具。

点菜单暗藏卫生隐患

餐馆里的点菜单是容易被忽视的卫生隐患。不少餐馆的菜单沾满黑色油渍，食客翻阅、点餐后，往往不洗手就直接进餐了。卫生部门对菜单的抽样检测表明，菜单污染严重，不少还检出致病菌，极可能成为各类病菌、病毒传播的载体。

警惕免费饮用的"垃圾茶"

不少餐馆免费供应的茶水用的是廉价茶叶,也就是人们常说的"垃圾茶"。"垃圾茶"的制作不符合规范,农药残留和重金属含量都可能超标,容易引发健康损害。在餐馆就餐最好饮白开水。

警惕公用调味品

不少餐馆在餐桌上备有公用盐、醋、辣椒油、辣酱、咸菜等,你用我用大家用,难免污染,这样会带来卫生问题。

因此,在节假日宴请宾客或家人聚餐时,挑选正规、卫生消毒到位的饭馆十分重要,不仅关系到主人的面子,对于家人或亲友的身体健康也十分重要。

17 吃火锅五大注意事项

火锅虽然味道鲜美,但也暗藏伤害。涮火锅的时候,肉片是不可缺少的一道原料。除了羊肉片、肥牛片以外,很多动物内脏如百叶等也是我们常吃的。涮肉时,有哪些方面需要注意呢?

火锅用后要及时清洗

火锅有不锈钢的、陶瓷的、铜制的,在使用后要清洗干净,尤其是铜锅清理不净易出现绿色铜锈;

涮肉要烧开再吃

如果不等烧开、烫熟就吃,病菌和寄生虫卵未被彻底杀死,容易引起消化道疾病;

不能吃太烫

口腔、食道和胃黏膜一般只能耐受50~60℃的温度,太烫的食物会损伤黏膜。

不能太肥腻或辛辣

过于肥腻容易导致高脂血症、胃病、十二指肠溃疡、胆石症、口腔溃疡、牙龈炎和痔疮等疾病。建议清淡、辣度适中;

火锅涮汤不能喝

火锅汤久沸不止、久涮不换,肉类、海鲜中所含嘌呤物质多溶于汤中,而高浓度嘌呤易引起痛风、关节痛等症状,严重时还会损伤肾功能;

注意室内通风

通风条件不好，会发生头晕、精神不振等。

⑱ 吃自助一定要吃回来才合算吗？

多数人都喜欢吃自助餐，因为自助餐品种多样且有一种很悠闲自由的就餐氛围。吃自助餐时一定要避免"吃回来"的想法，不要以"合算"为原则，而要"量胃而食"。正确的自助餐食用应遵循下面原则：

不要饿一天肚子再去吃自助餐

为了吃自助，坚持不吃饭，像人们开玩笑说"扶着墙进去，扶着墙出来"是很不可取的，饿过头反而吃不下。

先熟悉自助提供的食物，少量品尝后再取餐

吃饭之前，先对餐馆提供的食物做到心中有数。开始取餐时，每样少拿一点，尝过味道后再选自己喜欢的，在尝到更多美味的同时，又可避免浪费。

循序渐进进食

让胃口逐渐由弱到强有个适应过程，比如先软后硬、冷热分开食用，不要忽软忽硬、忽冷忽热。

讲究进食的顺序

不要先吃面包或汤，而应先吃少量主食，然后是海鲜和肉类，不要忘记蔬菜和水果。

控制食物的摄入量，避免能量过高食物

吃自助餐是一种享受，但因为贪多坏了胃口、或者日后还要花本钱减肥就不合算了。自助餐中最贵的是海鲜，尤其是生吃的鱼贝类刺身，有些人就觉得拼命吃这些能把钱赚回来，结果吃坏肚子，反而得不偿失。如果实在不舍得放弃牛排、甜点、海鲜等美味，建议浅尝即止，不要一次就吃几大盘。

餐桌选择应远一些

距离取餐地点较远有好处，不断起来取餐走动就相当于运动了，对消耗能量有益，还可促进消化。

最后吃甜食，饮料少喝

甜点、咖啡、甜饮料等要少吃（喝）点儿，放在最后以免影响食欲。

⑲ 为什么建议实施分餐制？

　　吃饭不分餐是中国人的传统饮食习惯，一盘菜大家齐伸筷子、一碗汤大家齐下勺子，幸好米饭还是一人一碗分开的。吃到高兴处，为了表示亲近和礼貌，便开始互相夹菜，尊贵客人的盘中，有时会有几双筷子夹来的菜，客人如果不吃就是不识抬举、不给面子。

　　我们知道，许多疾病是通过唾液传播，餐桌很容易成为污染地，美食也就成了传染源。当前，SARS等传染性疾病尚未根绝，分餐制显然有助于防止人们感染疾病。从卫生的角度说，分餐制是科学的，并开始走进酒店与家庭，至少在餐馆就餐时，大多数人要求服务生上公筷、公勺，这种好的习惯应该大力提倡和推广。

参 考 文 献

- 葛可佑. 中国营养科学全书. 北京：人民卫生出版社，2004.
- 中国营养学会. 中国居民膳食指南. 拉萨：西藏人民出版社，2008.
- 陈春明，葛可佑. 中国膳食营养指导 北京：华夏出版社，2000.
- 杨月欣. 食物血糖生成指数. 北京：北京医科大学出版社，2004.
- 纪江红. 家庭健康营养全书. 北京：北京出版社，2004.
- 林宝华. 每个人都应该知道的饮食健康原则. 北京：中国社会出版社，2006.
- 程五凤，刘祥瑞. 营养专家说营养 上海：上海科学技术文献出版社，2006.
- 于康. 吃什么？怎么吃？深度剖析40个营养热点问题. 天津：天津科学技术出版社，2008.
- 鄂丽燕，张鑫译. 食物保健书. 北京：中国轻工出版社，2006.
- 翟凤英，孔灵芝. 中国儿童青少年零食消费指南（2008）. 北京：科学出版社，2008.

附录

1. 常量和微量元素的RNIs或AIs
RNIs or AIs of some elements

年龄/岁	0~	0.5~	1~	4~	7~		11~	14~	18~	50~	孕妇	早期	中期	晚期	乳母
钙(Ca)AI/mg	300	400	600	800	800		1000	1000	800	1000		800	1000	1200	1200
磷(P)AI/mg	150	300	450	500	700		1000	1000	700	700		700	700	700	700
钾(K)AI/mg	500	700	1000	1500	1500		1500	2000	2000	2000		2500	2500	2500	2500
钠(Na)AI/mg	200	500	650	900	1000		1200	1800	2200	2200		2200	2200	2200	2200
镁(Mg)AI/mg	30	70	100	150	250		350	350	350	350		400	400	400	400
铁(Fe)AI/mg	0.3	10	12	12	12	男	16	20	15	15		15	25	35	25
						女	18	25	20						
碘(I)RNI/μg	50	50	50	90	90		120	150	150	150		200	200	200	200
锌(Zn)RNI/mg	1.5	8.0	9.0	12.0	13.5	男	18.0	19.0	15.0	11.5		11.5	16.5	16.5	21.5
						女	15.0	15.5	11.5						
硒(Se)RNI/μg	15(AI)	20(AI)	20	25	35		45	50	50	50		50	50	50	65
铜(Cu)AI/mg	0.4	0.6	0.8	1.0	1.2		1.8	2.0	2.0	2.0					
氟(F)AI/mg	0.1	0.4	0.6	0.8	1.0		1.2	1.4	1.5	1.5					
铬(Cr)AI/μg	10	15	20	30	30		40	40	50	50					
锰(Mn)AI/mg									3.5	3.5					
钼(Mo)AI/μg				15	20		30	50	50	60		60			

(凡表中数字缺如之处表示未制定该参考值)

2. 能量和蛋白质的RNIs及脂肪供能比
RNIs of energy and protein and percentage of energy from fat

年龄/岁	能量[#] RNI (MJ) 男M	能量[#] RNI (MJ) 女F	能量[#] RNI(kcal) 男M	能量[#] RNI(kcal) 女F	蛋白质 RNI (g) 男M	蛋白质 RNI (g) 女F	脂 肪 占能量百分比 (%)
0~	0.4MJ/kg		95kcal/kg[*]		1.5~3g/kg		45~50
0.5~							35~40
1~	4.60	4.40	1100	1050	35	35	
2~	5.02	4.81	1200	1150	40	40	30~35
3~	5.64	5.43	1350	1300	45	45	
4~	6.06	5.83	1450	1400	50	50	
5~	6.70	6.27	1600	1500	55	55	
6~	7.10	6.67	1700	1600	55	55	
7~	7.53	7.10	1800	1700	60	60	25~30
8~	7.94	7.53	1900	1800	65	65	
9~	8.36	7.94	2000	1900	65	65	
10~	8.80	8.36	2100	2000	70	65	
11~	10.04	9.20	2400	2200	75	75	
14~	12.00	9.62	2900	2400	85	80	25~30
18~							20~30
体力活动 PAL[▲]							
轻	10.03	8.80	2400	2100	75	65	
中	11.29	9.62	2700	2300	80	70	
重	13.38	11.30	3200	2700	90	80	
孕妇		+0.84		+200		+5,+15,+20	
乳母		+2.09		+500		+20	
50~							20~30
体力活动 PAL[▲]							
轻	9.62	8.00	2300	1900			
中	10.87	8.36	2600	2000			
重	13.00	9.20	3100	2200			
60~					75	65	20~30
体力活动 PAL[▲]							
轻	7.94	7.53	1900	1800			
中	9.20	8.36	2200	2000			
70~					75	65	20~30
体力活动 PAL[▲]							
轻	7.94	7.10	1900	1700			
中	8.80	8.00	2100	1900			
80~	7.74	7.10	1900	1700	75	65	20~30

注：[#] 各年龄组的能量的RNI值与其EAR值相同。[*] 为AI值，非母乳喂养应增加20%。PAL[▲]=physical activity level，体力活动水平。（凡表中数字缺如之处表示未制订该参考值）

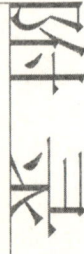

3. 脂溶性和水溶性维生素的推荐摄入量（RNIs）或适宜摄入量（AIs）
RNIs or AIs of some vitamins

年龄/岁	0~	0.5~	1~	4~	7~	11~	14~	18~	50~	孕妇早期	中期	晚期	乳母
维生素A RNI/μgRE	400(AI)	400(AI)	500	600	700	700	男800 / 女700	男800 / 女700	800		800	900	900	1200
维生素D RNI/μg	10	10	10	10	10	5	5	5	10	5	10	10	10
维生素E AI/mg α-TE*	3	3	4	5	7	10	14	14	14	14	14	14	14
维生素B₁ RNI/mg	0.2(AI)	0.3(AI)	0.6	0.7	0.9	1.2	男1.5 / 女1.2	男1.4 / 女1.3	1.3	1.5	1.5	1.5	1.8
维生素B₂ RNI/mg	0.4(AI)	0.5(AI)	0.6	0.7	1.0	1.2	男1.5 / 女1.2	男1.4 / 女1.2	1.4	1.7	1.7	1.7	1.7
维生素B₆ AI/mg	0.1	0.3	0.5	0.6	0.7	0.9	1.1	1.2	1.5	1.9	1.9	1.9	1.9
维生素B₁₂ AI/μg	0.4	0.5	0.9	1.2	1.2	1.8	2.4	2.4	2.4	2.6	2.6	2.6	2.8
维生素C RNI/mg	40	50	60	70	80	90	100	100	100	100	130	130	130
泛酸 AI/mg	1.7	1.8	2.0	3.0	4.0	5.0	5.0	5.0	5.0	6.0	6.0	6.0	7.0
叶酸 RNI/μgDFE	65(AI)	80(AI)	150	200	200	300	400	400	400	600	600	600	500
烟酸 RNI/mgNE	2(AI)	3(AI)	6	7	9	12	男15 / 女12	男14 / 女13	13	15	15	15	18
胆碱 AI/mg	100	150	200	250	300	350	450	500	500	500	500	500	500
生物素 AI/μg	5	6	8	12	16	20	25	30	30	30	30	30	35

注：* α-TE＝α-生育酚当量

（凡表中数字缺如之处表示未制定该参考值）

4．某些微量营养素的可耐受最高摄入量（ULs）
ULs of some micronutrients

年龄/岁	0~	0.5~	1~	4~	7~	11~	14~	18~	50~	孕妇	乳母
钙Ca/mg			2000	2000	2000	2000	2000	2000	2000	2000	2000
磷P/mg			3000	3000	3000	3500	3500	3500	3500※	3000	3500
镁Mg/mg			200	300	500	700	700	700	700	700	700
铁Fe/mg	10	30	30	30	30	50	50	50	50	60	50
碘I/μg					800	800	800	1000	1000	1000	1000
锌Zn/mg 男 / 女		13	23	23	28	37 / 34	42 / 35	45 / 37	37 / 37	35	35
硒Se/μg	55	80	120	180	240	300	360	400	400	400	400
铜Cu/mg			1.5	2.0	3.5	5.0	7.0	8.0	8.0		
氟F/mg	0.4	0.8	1.2	1.6	2.0	2.4	2.8	3.0	3.0		
铬Cr/μg			200	300	300	400	400	500	500		
锰Mn/mg								10	10		
钼Mo/μg			80	110	160	280	280	350	350		
维生素A/μgRE			2000	2000	2000	2000	3000	3000		2400	
维生素D/μg			20	20	20	20	20	20	20	20	20
维生素B₁/mg			50	50	50	50	50	50	50		
维生素C/mg	400	500	600	700	800	900	1000	1000	1000	1000	1000
叶酸/μgDFE#			300	400	400	600	800	1000	1000	1000	1000
烟酸/mgNE*			10	15	20	30	30	35	35		
胆碱/mg	600	800	1000	1500	2000	2500	3000	3500	3500	3500	3500

注：* NE = 烟酸当量
DFE = 膳食叶酸当量
※ 60岁以上磷的UL为3000mg
（凡表中数字缺如之处表示未制定该参考值）

5. 蛋白质及某些微量营养素的EARs
EARs of protein and some micronutrients

年龄 岁 (Year)	蛋白质 Protein (g/kg)	锌 Zn (mg)	硒 Se (μg)	Vit A (μgRE)#	Vit D (μg)	Vit B_1 (mg)	Vit B_2 (mg)	Vit C (mg)	叶酸 Folic acid (μgDFE)
0~	1.25~2.25	1.5		375	8.8*				
0.5~	1.15~1.25	6.7		400	13.8*				
1~	2.25	7.4	17	300		0.4	0.5	13	320
4~		8.7	20			0.5	0.6	22	320
7~	1.25	9.7	26	700		0.5	0.8	39	320
		男M 女F				男M 女F	男M 女F		
11~		13.1 10.8	36	700		0.7	1.0		320
14~		13.9 11.2	40			1.0 0.9	1.3 1.0	63	320
18~	0.92	13.2 8.3	41			1.4 1.3	1.2 1.0	75	320
孕妇						1.3	1.45	66	520
早期		8.3	50						
中期		+5	50						
晚期		+5	50						
乳母	0.18	+10	65			1.3	1.4	96	450
50~	0.92							75	320

注：*0~2.9岁南方8.88μg，北方13.8μg
（凡表中数字缺如之处表示未制定该参考值）
#RE＝视黄醇当量

图书在版编目(CIP)数据

我的平衡膳食/翟凤英主编. —北京：北京大学医学出版社，2008

（营养科普系列丛书）

ISBN 978-7-81116-132-8

Ⅰ.我... Ⅱ.翟... Ⅲ.合理营养-基本知识 Ⅳ.R151.4

中国版本图书馆 CIP 数据核字（2008）第132797号

我的平衡膳食

主　　编：	翟凤英
出版发行：	北京大学医学出版社(电话:010-82802230)
地　　址：	(100191)北京市海淀区学院路38号 北京大学医学部院内
网　　址：	http://www.pumpress.com.cn
E-mail：	booksale@bjmu.edu.cn
印　　刷：	北京圣彩虹制版印刷技术有限公司
经　　销：	新华书店
责任编辑：吕晓凤	责任校对：杜悦　　责任印制：郭桂兰
开　　本：	889mm×1194mm　1/24　印张：9　插页：2　字数：251千字
版　　次：	2009年1月第1版　2009年1月第1次印刷
书　　号：	ISBN 978-7-81116-132-8
定　　价：	27.80元

版权所有·侵权必究

(凡属质量问题请与本社发行部联系退换)

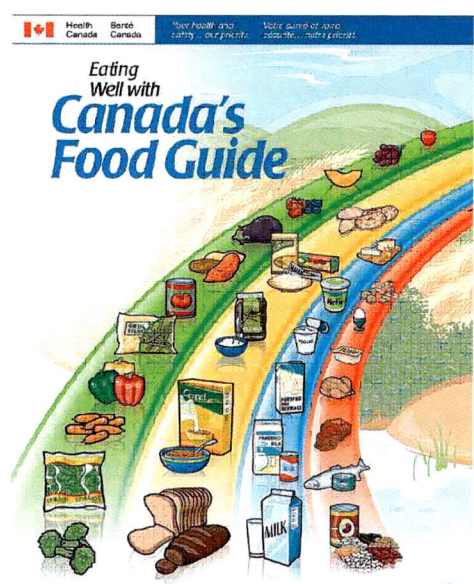

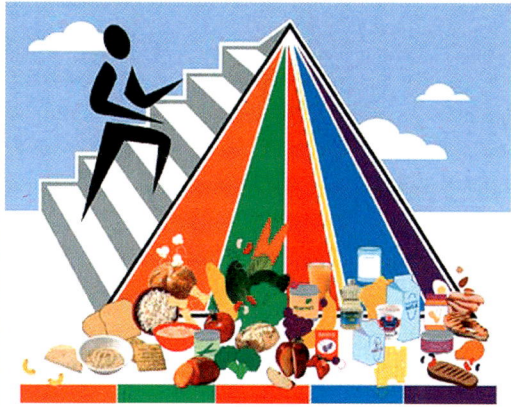

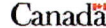

彩图1 加拿大的"饮食彩虹图"
彩图2 美国的"饮食金字塔"
彩图3 澳大利亚的"圆盘图"
彩图4 加拿大的"身体活动彩虹图"

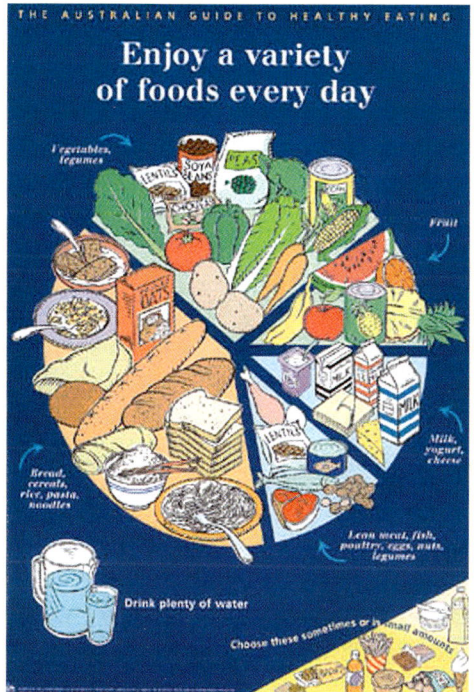

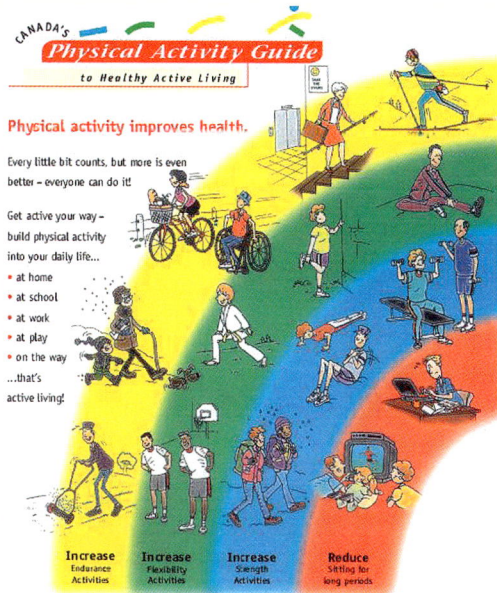

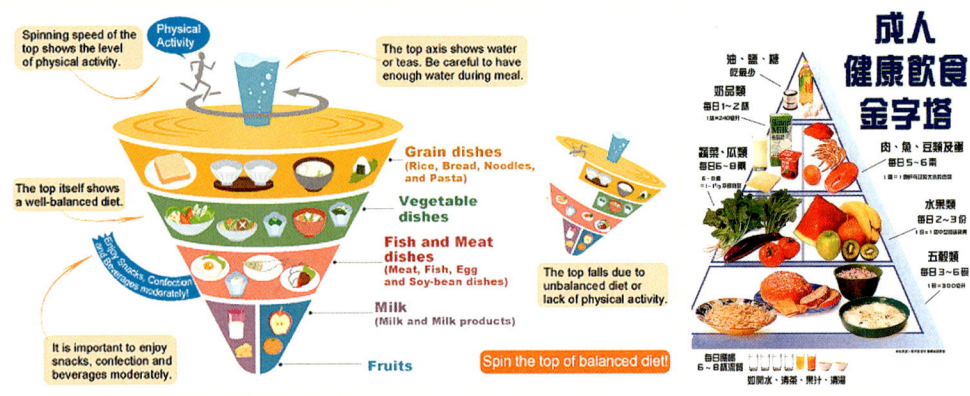

$$\begin{array}{c|c} 5 & 6 \\ \hline 7 & \end{array}$$
彩图5　日本的"饮食陀螺图"
彩图6　香港的"饮食金字塔"
彩图7　中国居民膳食指南及平衡膳食宝塔

中国居民平衡膳食宝塔

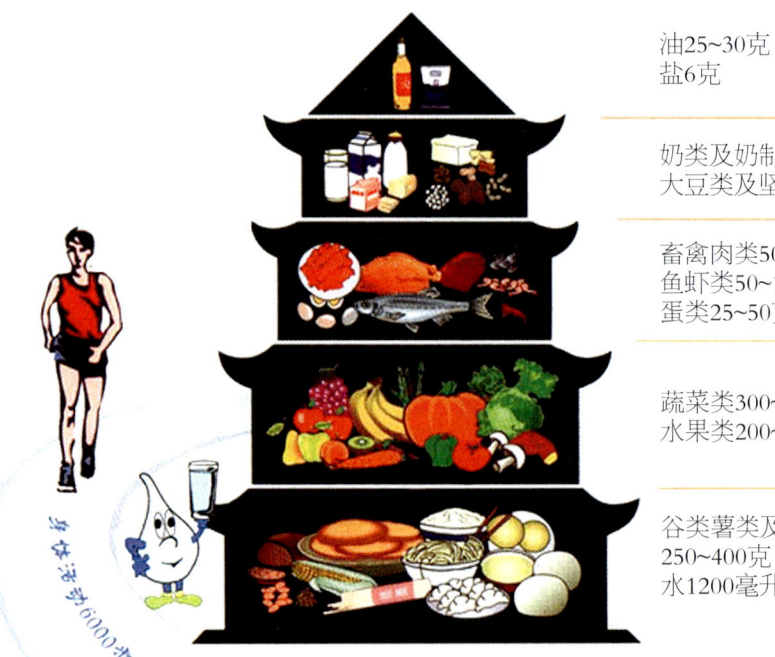

中国成年人BMI阶梯图

彩图8

续表

身高(m)\BMI	1.40	1.42	1.44	1.46	1.48	1.50	1.52	1.54	1.56	1.58	1.60	1.62	1.64	1.66	1.68	1.70	1.72	1.74	1.76	1.78	1.80	1.82	1.84	1.86	1.88	1.90	1.92	1.94	1.96	1.98	2.00
63.5	32.4	31.5	30.6	29.8	29.0	28.2	27.5	26.8	26.1	25.4	24.8	24.2	23.6	23.0	22.5	21.5	21.0	20.5	20.0	19.8	19.2	18.8	18.4	18.0	17.6	17.2	16.9	16.5	16.2	15.9
64	32.7	31.7	30.9	30.0	29.2	28.4	27.7	27.0	26.3	25.6	25.0	24.4	23.8	23.2	22.7	22.1	21.6	21.1	20.7	20.2	19.8	19.4	18.9	18.5	18.1	17.7	17.4	17.0	16.7	16.3	16.0
64.5	32.9	32.0	31.1	30.3	29.4	28.7	27.9	27.2	26.5	25.8	25.2	24.6	24.0	23.4	22.9	22.3	21.8	21.3	20.8	20.4	19.9	19.5	19.1	18.6	18.2	17.9	17.5	17.1	16.8	16.5	16.1
65	33.2	32.2	31.3	30.5	29.7	28.9	28.1	27.4	26.7	26.0	25.4	24.8	24.2	23.6	23.0	22.5	21.9	21.5	21.0	20.5	20.1	19.6	19.2	18.8	18.4	18.0	17.6	17.3	16.9	16.6	16.3
65.5	33.4	32.5	31.6	30.7	29.9	29.1	28.4	27.6	26.9	26.2	25.6	25.0	24.4	23.8	23.2	22.7	22.1	21.6	21.1	20.7	20.2	19.8	19.3	18.9	18.5	18.1	17.8	17.4	17.1	16.7	16.4
66	33.7	32.7	31.8	31.0	30.1	29.3	28.6	27.8	27.1	26.4	25.8	25.1	24.5	24.0	23.4	22.8	22.3	21.8	21.3	20.8	20.4	19.9	19.5	19.1	18.7	18.3	17.9	17.5	17.2	16.8	16.5
66.5	33.9	33.0	32.1	31.2	30.4	29.6	28.8	28.0	27.3	26.6	26.0	25.3	24.7	24.1	23.6	23.0	22.5	22.0	21.5	21.0	20.5	20.1	19.6	19.2	18.8	18.4	18.0	17.7	17.3	17.0	16.6
67	34.2	33.2	32.3	31.4	30.6	29.8	29.0	28.3	27.5	26.8	26.2	25.5	24.9	24.3	23.7	23.2	22.6	22.1	21.6	21.1	20.7	20.2	19.8	19.4	19.0	18.6	18.2	17.8	17.5	17.1	16.8
67.5	34.4	33.5	32.6	31.7	30.8	30.0	29.2	28.5	27.7	27.0	26.4	25.7	25.1	24.5	23.9	23.4	22.8	22.3	21.8	21.3	20.8	20.4	19.9	19.5	19.1	18.7	18.3	17.9	17.6	17.2	16.9
68	34.7	33.7	32.8	31.9	31.0	30.2	29.4	28.7	27.9	27.2	26.6	25.9	25.3	24.7	24.1	23.5	23.0	22.5	22.0	21.5	21.0	20.5	20.1	19.7	19.2	18.8	18.4	18.1	17.7	17.3	17.0
68.5	34.9	34.0	33.0	32.1	31.3	30.4	29.6	28.9	28.1	27.4	26.8	26.1	25.5	24.9	24.3	23.7	23.2	22.6	22.1	21.6	21.2	20.7	20.2	19.8	19.4	19.0	18.6	18.2	17.8	17.5	17.1
69	35.2	34.2	33.3	32.4	31.5	30.7	29.9	29.1	28.4	27.6	27.0	26.3	25.7	25.0	24.4	23.9	23.3	22.8	22.3	21.8	21.3	20.8	20.4	19.9	19.5	19.1	18.7	18.3	18.0	17.6	17.3
69.5	35.5	34.5	33.5	32.6	31.7	30.9	30.1	29.3	28.6	27.8	27.1	26.5	25.8	25.2	24.6	24.0	23.5	23.0	22.4	21.9	21.5	21.0	20.5	20.1	19.7	19.3	18.9	18.5	18.1	17.7	17.4
70	35.7	34.7	33.8	32.8	32.0	31.1	30.3	29.5	28.8	28.0	27.3	26.7	26.0	25.4	24.8	24.2	23.7	23.1	22.6	22.1	21.6	21.1	20.7	20.2	19.8	19.4	19.0	18.6	18.2	17.9	17.5
70.5	36.0	35.0	34.0	33.1	32.2	31.3	30.5	29.7	29.0	28.2	27.5	26.9	26.2	25.6	25.0	24.4	23.8	23.3	22.8	22.3	21.8	21.3	20.8	20.4	19.9	19.5	19.1	18.7	18.4	18.0	17.6
71	36.2	35.2	34.2	33.3	32.4	31.6	30.7	29.9	29.2	28.4	27.7	27.1	26.4	25.8	25.2	24.6	24.0	23.5	22.9	22.4	21.9	21.4	21.0	20.5	20.1	19.7	19.3	18.9	18.5	18.1	17.8
71.5	36.5	35.5	34.5	33.5	32.6	31.8	30.9	30.1	29.4	28.6	27.9	27.2	26.6	25.9	25.3	24.7	24.2	23.6	23.1	22.6	22.1	21.6	21.1	20.7	20.2	19.8	19.4	19.0	18.6	18.3	17.9
72	36.7	35.7	34.7	33.8	32.9	32.0	31.2	30.4	29.6	28.8	28.1	27.4	26.8	26.1	25.5	24.9	24.4	23.8	23.2	22.7	22.2	21.7	21.3	20.8	20.4	19.9	19.5	19.1	18.7	18.4	18.0
72.5	37.0	36.0	35.0	34.0	33.1	32.2	31.4	30.6	29.8	29.0	28.3	27.6	27.0	26.3	25.7	25.1	24.5	23.9	23.4	22.9	22.4	21.9	21.4	21.0	20.5	20.1	19.7	19.3	18.9	18.5	18.1
73	37.2	36.2	35.2	34.2	33.3	32.4	31.6	30.8	30.0	29.2	28.5	27.8	27.1	26.5	25.9	25.3	24.7	24.1	23.6	23.0	22.5	22.0	21.6	21.1	20.7	20.2	19.8	19.4	19.0	18.6	18.3
73.5	37.5	36.5	35.4	34.5	33.6	32.7	31.8	31.0	30.2	29.4	28.7	28.0	27.3	26.7	26.0	25.4	24.8	24.3	23.7	23.2	22.7	22.2	21.7	21.2	20.7	20.4	19.9	19.6	19.1	18.7	18.4
74	37.8	36.7	35.7	34.7	33.8	32.9	32.0	31.2	30.4	29.6	28.9	28.2	27.5	26.9	26.2	25.6	25.0	24.4	23.9	23.4	22.8	22.3	21.9	21.4	20.9	20.5	20.1	19.7	19.3	18.9	18.5
74.5	38.0	36.9	35.9	35.0	34.0	33.1	32.3	31.4	30.6	29.8	29.1	28.4	27.7	27.0	26.4	25.8	25.2	24.6	24.1	23.5	23.0	22.5	22.0	21.5	21.1	20.6	20.2	19.8	19.4	19.0	18.6
75	38.3	37.2	36.2	35.2	34.2	33.3	32.4	31.6	30.8	30.0	29.3	28.6	27.9	27.2	26.6	26.0	25.4	24.8	24.2	23.7	23.1	22.6	22.2	21.7	21.2	20.8	20.3	19.9	19.5	19.1	18.8
75.5	38.5	37.4	36.4	35.4	34.5	33.6	32.7	31.8	31.0	30.2	29.5	28.8	28.1	27.4	26.8	26.1	25.5	24.9	24.4	23.8	23.3	22.8	22.3	21.8	21.4	20.9	20.5	20.1	19.7	19.3	18.9
76	38.8	37.7	36.7	35.7	34.7	33.8	32.9	32.0	31.2	30.4	29.7	28.9	28.3	27.6	26.9	26.3	25.7	25.1	24.5	24.0	23.5	23.0	22.4	22.0	21.5	21.1	20.6	20.2	19.8	19.4	19.0
76.5	39.0	38.0	36.9	35.9	34.9	34.0	33.1	32.3	31.4	30.6	29.9	29.1	28.4	27.8	27.1	26.5	25.9	25.3	24.7	24.1	23.6	23.1	22.6	22.1	21.6	21.2	20.8	20.3	19.9	19.5	19.1
77	39.3	38.2	37.1	36.1	35.2	34.2	33.3	32.5	31.6	30.8	30.1	29.3	28.6	27.9	27.3	26.7	26.0	25.4	24.9	24.3	23.8	23.2	22.8	22.3	21.8	21.3	20.9	20.5	20.0	19.6	19.3
77.5	39.5	38.4	37.4	36.4	35.4	34.4	33.5	32.7	31.8	31.0	30.3	29.5	28.8	28.1	27.5	26.8	26.2	25.6	25.0	24.5	23.9	23.4	22.9	22.4	21.9	21.5	21.0	20.6	20.2	19.8	19.4
78	39.8	38.7	37.6	36.6	35.6	34.7	33.8	32.9	32.1	31.3	30.5	29.7	29.0	28.3	27.7	27.0	26.4	25.8	25.2	24.6	24.1	23.5	23.0	22.5	22.1	21.6	21.2	20.7	20.3	19.9	19.5
78.5	40.1	38.9	37.9	36.8	35.8	34.9	34.0	33.1	32.3	31.4	30.7	29.9	29.2	28.5	27.8	27.2	26.5	25.9	25.3	24.8	24.2	23.7	23.2	22.7	22.2	21.7	21.3	20.9	20.4	20.0	19.6
79	40.3	39.2	38.1	37.1	36.1	35.1	34.2	33.3	32.5	31.6	30.9	30.1	29.4	28.7	28.0	27.3	26.7	26.1	25.5	24.9	24.4	23.8	23.3	22.8	22.3	21.9	21.4	21.0	20.6	20.2	19.8
79.5	40.6	39.4	38.3	37.3	36.3	35.3	34.4	33.5	32.7	31.8	31.1	30.3	29.6	28.9	28.2	27.5	26.9	26.3	25.7	25.1	24.5	24.0	23.5	23.0	22.5	22.0	21.6	21.1	20.7	20.3	19.9
80	40.8	39.7	38.6	37.5	36.5	35.6	34.6	33.7	32.9	32.0	31.3	30.5	29.7	29.0	28.3	27.7	27.0	26.4	25.8	25.2	24.7	24.2	23.6	23.1	22.6	22.2	21.7	21.3	20.8	20.4	20.0
80.5	41.1	39.9	38.8	37.8	36.8	35.8	34.8	33.9	33.1	32.2	31.4	30.7	29.9	29.2	28.5	27.9	27.2	26.6	26.0	25.4	24.8	24.3	23.8	23.3	22.8	22.3	21.8	21.4	21.0	20.5	20.1
81	41.3	40.2	39.1	38.0	37.0	36.0	35.1	34.2	33.3	32.4	31.6	30.9	30.1	29.4	28.7	28.0	27.4	26.8	26.1	25.6	25.0	24.5	23.9	23.4	22.9	22.4	22.0	21.5	21.1	20.7	20.3
81.5	41.6	40.4	39.3	38.2	37.2	36.2	35.3	34.4	33.5	32.6	31.8	31.1	30.3	29.6	28.9	28.2	27.5	26.9	26.3	25.7	25.2	24.6	24.1	23.6	23.1	22.6	22.1	21.7	21.2	20.8	20.4
82	41.8	40.7	39.5	38.5	37.4	36.4	35.5	34.6	33.7	32.8	32.0	31.2	30.5	29.8	29.1	28.4	27.7	27.1	26.5	25.9	25.3	24.8	24.2	23.7	23.2	22.7	22.2	21.8	21.3	20.9	20.5

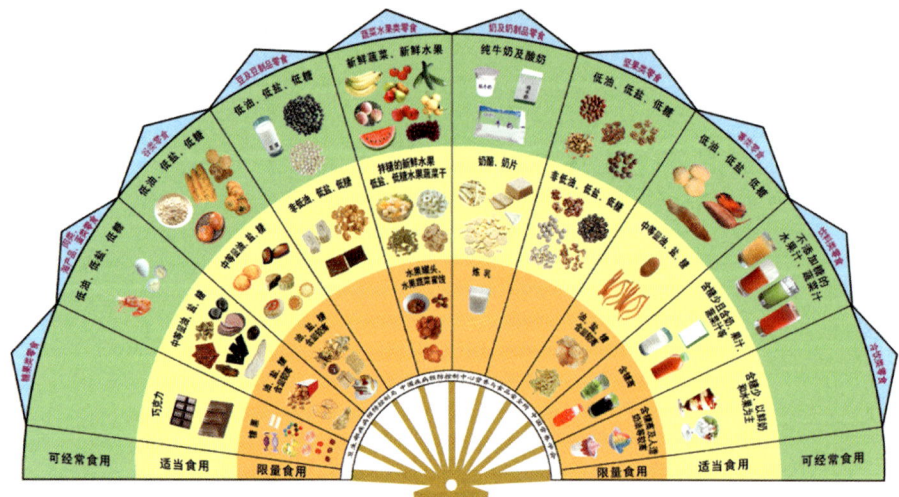

零食指南扇面图

彩图9